Adam Haycock / Jonathan Cohen / Brian P. Saunders
Peter B. Cotton / Christopher B. Williams

Cotton and Williams' Practical Gastrointestinal Endoscopy
The Fundamentals
SEVENTH EDITION

Cotton 和 Williams 实用胃肠内镜学

基础指南

第 7 版

编　著　〔英〕亚当·海科克 等

主　译　令狐恩强

天津出版传媒集团

天津科技翻译出版有限公司

著作权合同登记号：图字：02-2014-495

图书在版编目(CIP)数据

Cotton 和 Williams 实用胃肠内镜学：基础指南 /
(英)亚当·海科克(Adam Haycock)等编著;令狐恩强
主译.—天津：天津科技翻译出版有限公司，2020.5
书名原文：Cotton and Williams' Practical
Gastrointestinal Endoscopy：The Fundamentals
ISBN 978-7-5433-3962-0

Ⅰ.①C…　Ⅱ.①亚…　②令…　Ⅲ.①胃肠病-内窥镜
检　Ⅳ.①R573.04

中国版本图书馆 CIP 数据核字(2019)第 169143 号

Title：Cotton and Williams' Practical Gastrointestinal Endoscopy：The
Fundamentals by Adam Haycock, et al.
ISBN：978-1-1184-0646-5.

授权单位:John Wiley & Sons Limited.
出　　版:天津科技翻译出版有限公司
出 版 人:刘子媛
地　　址:天津市南开区白堤路 244 号
邮政编码:300192
电　　话:(022)87894896
传　　真:(022)87895650
网　　址:www.tsttpc.com
印　　刷:天津海顺印业包装有限公司分公司
发　　行:全国新华书店
版本记录:787mm×1092mm　16 开本　10.5 印张　220 千字
　　　　　2020 年 5 月第 1 版　2020 年 5 月第 1 次印刷
　　　　　定价:78.00 元

(如发现印装问题,可与出版社调换)

译者名单

主　译　令狐恩强

译　者　(按姓氏汉语拼音排序)

柴宁莉　丁　辉　冯秀雪　高　颖　李惠凯

李明阳　李盈盈　马晓冰　姚双喆　翟亚奇

张晓彬

编者名单

Adam Haycock MBBS BSc(hons) MRCP MD FHEA
Consultant Physician and Gastroenterologist
Honorary Senior Lecturer
Imperial College; and
Endoscopy Training Lead
Wolfson Unit for Endoscopy
St Mark's Hospital for Colorectal and Intestinal Disorders
London, UK

Jonathan Cohen MD FASGE FACG
Clinical Professor of Medicine
Division of Gastroenterology
New York University School of Medicine
New York, USA

Brian P. Saunders MD FRCP
Consultant Gastroenterologist
St Mark's Hospital for Colorectal and Intestinal Disorders; and
Adjunct Professor of Endoscopy
Imperial College
London, UK

Peter B. Cotton MD FRCP FRCS
Professor of Medicine
Digestive Disease Center
Medical University of South Carolina
Charleston, South Carolina, USA

Christopher B. Williams BM FRCP FRCS
Honorary Physician
Wolfson Unit for Endoscopy
St Mark's Hospital for Colorectal and Intestinal Disorders
London, UK

Videos supplied by Stephen Preston
Multimedia Consultant
St Mark's Hospital for Colorectal and Intestinal Disorders
London, UK

第 7 版前言

随着胃肠内镜的不断发展,内镜的使用需求、复杂性以及应用方面的创新性均出现稳步增长。毫无疑问,胃肠内镜是目前消化道常用的检查方法,但我们却不能因此洋洋自得。磁共振胰胆管造影(MRCP)和 CT 结肠镜检查等成像功能的并行改进正影响着诊断性内镜的工作量,目前的重点是推进消化道腔内、经消化道管壁,以及混合内镜治疗技术的开展。

正在进行的"国家肠道肿瘤筛查项目"对全国内镜医师提出了更高的标准。越来越多的人意识到识别消化道微小癌前病变的重要性,同时,对于胃肠内镜领域的新手来说,想要具备在全消化道范围内进行复杂内镜诊疗操作的能力,其学习周期将变得更长且更加困难。总之,胃肠内镜基础如今不再是简单或基础的操作,尽管在以往可能如此。在这个内镜检查日益复杂,且越来越重视内镜操作质量的时代,掌握那些进行所有内镜操作都应具备的基本技能,从未像现在这般重要。

同上一版一样,本版还是着眼于上下消化道最为常见的诊断及治疗操作,而经内镜逆行性胰胆管造影术(ERCP)以及超声内镜检查(EUS)这些更为高级的操作技术则留待他人阐述。本版的创新之处在于认识到网络和在线学习的巨大作用。在这一版中,我们提供了精心挑选的在线多媒体图片及视频片段,并在本书的相应部分进行标注,同时在每章的末尾均附有推荐阅读。此外,为了更好地应用移动平台,本书的每一章均被重新划分为多个更加容易理解的模块。每个模块都有各自的学习要点及检索关键词。另外,网上还提供了多项选择题(MCQ),以帮助读者进行自我测评和巩固学习。

我们也十分赞同多年来关于本书的一种流行的说法——本书是 Cotton 和 Williams 关于胃肠内镜的基础操作。在本书中,他们两人同读者分享了他们在胃肠内镜方面的个人观点、建议,以及多年来积累的内镜技巧。尽管这是两位开创性作者积极参与编写的最后一版,但本书仍是一本以他们的内镜实践和准则为基础的内镜实用指南。我们很荣幸能与他们合作编著这一版本,同时,我们也荣幸地被邀请将来继续这项重要的工作。

本书旨在补充而不是取代国家相关协会提出的循证建议和指南。它始终专注于帮助那些仅有几年工作经验的医师，使其在胃肠内镜方面更快地进步，并最终胜任工作。我们希望本书能激励读者快速达到优秀水平。

亚当·海科克
乔纳森·科恩
布莱恩·P.桑德斯

第 1 版前言

本书主要讲述内镜技术,而对于它们的临床应用实例则较少提及。之所以如此,是因为在内镜技术诞生之时,没有类似的手册可供参考,而且内镜知识的爆炸式增长,已经远远超过了个体内镜技术培训的增长。出于同样的原因,我们在本书中也并未提及硬性内镜(如纤维食管镜、乙状结肠镜、腹腔镜等),但是它们在胃肠病学方面同样也是十分常用的工具。此外,我们也没有对软式内镜在胃肠病学研究方面的巨大潜力进行讨论。

我们对于胃肠内镜技术的关注,不应被视为对内镜操作的结果以及它们的真正适应证缺乏兴趣。作为胃肠病学医师,我们相信任何一项操作,只有当它对我们的临床诊疗能起到改善作用时才算有用。巧妙的技术并非简单地指它能够用于临床诊疗,而且随着更加微创的方法的改进,一些内镜操作也将会被淘汰。事实上,我们正在进入一个自我批判的阶段中。在这一阶段,我们最主要的兴趣点在于评估胃肠内镜的真正作用以及成本效益情况。

胃肠内镜应该只是接受胃肠疾病培训的医师的工具之一,无论他们是内科医师、外科医师还是放射科医师。只有经过全面的培训并具备相应的知识,才有可能使一些鲜为人知的内镜检查发现具备相应的临床应用前景,才能够在来源于不同学科复杂的检查选择中做出真实的判断,才能合理地权衡新的治疗方法的效益和风险。在胃肠内镜方面,一些专家会比其他人更加熟练和专业,但我们并不赞同广泛发展单纯的内镜医师,或将内镜作为一个亚专科。

熟练的内镜检查往往能够提供一个可靠的诊断,从而能够迅速地给予正确的治疗,这些能让患者避免遭受数月或数年的不必要的疾病或焦虑。我们希望本书可以帮助内镜检查变得更容易、更安全。

彼得·B.科顿

克里斯托弗·B.威廉姆斯

致　谢

在此感谢那些对本书进行润色或使其得以出版的热心合作者。

Steve Preston（steveprestonmultimedia@gmail.com）制作了网络视频和图像。David Gardner（davidgardner@cytanet.com.cy）的艺术才能和极大的耐心使得这一版的绘图得以升级。Wiley 出版社 Oliver Walter 的耐心指导，以及 Rebecca Huxley 出色的编辑才能，使得制作过程非常愉快。

作者还希望对他们各自的生活伴侣（Cori、Sarah、Annie、Marion 和 Christina）所给予的无尽支持表示感谢。

目　录

第 1 章　消化内镜中心、工作人员和管理 ………………………………… 1

第 2 章　内镜仪器 …………………………………………………………… 5

第 3 章　患者护理、风险及安全 …………………………………………… 16

第 4 章　胃镜诊断技术 ……………………………………………………… 26

第 5 章　上消化道内镜治疗 ………………………………………………… 43

第 6 章　结肠镜和软性乙状结肠镜检查 …………………………………… 62

第 7 章　结肠镜治疗 ………………………………………………………… 124

第 8 章　资源与链接 ………………………………………………………… 148

后记　未来？来自资深学者的评论 ………………………………………… 150

索引 …………………………………………………………………………… 153

视频目录

第 1 章

视频 1.1　消化内镜中心：虚拟导览　1

第 4 章

视频 4.1　直视进镜过程的内镜视图　28

视频 4.2　完整的胃镜进镜和检查过程　35

第 6 章

视频 6.1　结肠镜的历史　62

视频 6.2　硬度可调节式结肠镜　74

视频 6.3　ScopeGuide 磁性成像系统：原理　77

视频 6.4　结肠胚胎学　77

视频 6.5　结肠镜的进镜与操作方法　81

视频 6.6　结肠镜的旋转　87

视频 6.7　磁性成像系统：简单的肠袢　89

视频 6.8　乙状结肠袢　92

视频 6.9　磁性成像系统：短 N 形袢和长 N 形袢　93

视频 6.10　磁性成像系统：α 形袢　95

视频 6.11　磁性成像系统：肠袢的侧视图　96

视频 6.12　磁性成像系统：乙状结肠冗长时扁平 S 形袢　98

视频 6.13　降结肠　100

视频 6.14　脾曲　102

视频 6.15　横结肠　105

视频 6.16　磁性成像系统：横结肠肠袢的短缩　106

视频 6.17　磁性成像系统：横结肠下垂　107

视频 6.18　磁性成像系统：横结肠 γ 形袢　107

视频 6.19　结肠肝曲　109

视频 6.20　回盲瓣　110

视频 6.21　结肠镜检查　115

视频 6.22　正常表现　118

视频 6.23　异常表现　118

视频 6.24　结肠术后的表现　118

视频 6.25　感染性结肠炎　119

视频 6.26　克罗恩病　119

第 7 章

视频 7.1　有蒂息肉　133

视频 7.2　小息肉　133

视频 7.3　息肉切除术：EMR　135

视频 7.4　分块息肉切除术　136

视频 7.5　内镜下尼龙绳勒扎术　140

视频 7.6　标记染色法（文身法）　142

视频 7.7　息肉切除术后出血的治疗　143

视频 7.8　APC 治疗血管发育不良和息肉　146

视频网址：www.wiley.com/go/cottonwilliams/practicalgastroenterology

第 **1** 章

消化内镜中心、工作人员和管理

大多数内镜手术者,尤其是初学者,对独立的操作过程重视有余,而对基础设施重视不足。事实上,要实现安全、有效的检查或治疗,对基础设施的了解必不可少。最初,我们仅能在单个、简陋的操作间完成内镜操作。而目前,我们拥有了宽敞、配备了各种复杂电子设备的内镜中心,并且拥有额外的空间专门用于操作前准备、患者检查后恢复和诊断报告打印(视频 1.1)。

内镜检查是一项团队活动,需要各种专业的人才进行分工合作。为了患者的舒适和安全,必须配备适宜的医疗设施和专业技术人员。

内镜操作没有地点限制,不过大多数医院还是配备了专门的消化内镜中心。

消化内镜中心

与消化内镜中心设计有关的细节并不在本书的讨论范围内,但相关原则仍会在本书中涉及。

目前在美国共有两种消化内镜中心。私人诊所(在美国又叫门诊手术中心)主要负责健康人群及门诊患者,其类似现代化的口腔诊所。住院部内镜中心是医院为住院患者提供的一个更适于复杂内镜治疗的环境,可以进行有针对性的、更加复杂的操作,如逆行胰胆管造影(ERCP)。复杂、精细的内镜中心就如同外科手术室,并尽可能具备隔离患者的功能。

现代化的消化内镜中心应设有各种功能区,并具备接收患者、术前准备、内镜操作、术后恢复和出院的功能。此外,还需具备安排就诊顺序、清洁、准备、仪器维修、设备存储、报告发出、归档及工作人员管理等功能。

操作间

用于内镜操作的房间应:

•整洁有序,给患者舒适感及安全感。很多患者进入操作间时都会感到紧张,所以操作间一定要给人以安全感,而不仅仅是一间冰冷的手术室。

•空间足够。允许患者的担架/手推车可以在其轴线上旋转,容纳所有的设备和人员(及任何急诊团队),但也要足够紧凑,以保障高效率。

•有特定的功能区域。护士与医师应有特定的活动区域(图 1.1),并应尽量减少暴露的拖曳电缆和管道(最好通过天花板的横梁上)。

每个操作间应:

•有氧气输送系统及吸引装置(2 套)。

•有适当的照明,但对于患者及内镜操

1

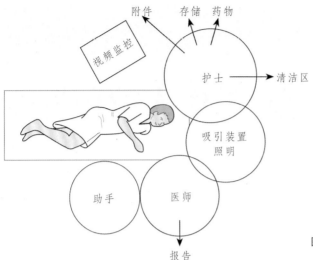

图 1.1　功能规划——活动区域。

作者来说不至于眩目。

· 视频监控的放置位置应适于内镜操作者及助手观察,若患者有意愿,也允许患者观看。

· 有充足的空间放置附件,有足够大的水槽用于放置污染器械。

· 每日需要的器械应有固定的存储空间。

· 具有与护士站通信的系统及紧急呼叫系统。

· 具有有害物质的处置系统。

患者准备与恢复区

患者需要一个私密空间来做初步准备,如更衣和建立静脉通道等。睡眠或麻醉状态的恢复也需要这样一个空间。在一些消化内镜中心,这些功能是分开实施的,但也可以最大限度地、灵活地合并在一起。许多中心以窗帘隔离空间,隔离空间应足够大,除担架上的患者和所有必需的监控器外,应至少还可容纳 2 人。

恢复室应与护士站相邻,其应像一艘船舶的架桥一样,使护士便于观察患者的情况。

所有内镜中心都应至少有一间不对患者开放的房间,供会议和访视使用。

仪器的管理及存储

内镜中心必须有内镜及其相关附件的指定回收地点,有专门的仪器和治疗药物的存储空间,必须放置紧急复苏车。

工作人员

训练有素的内镜中心工作人员起着非常重要的作用,他们承担的工作包括:

· 患者内镜检查前的准备工作(生理的和心理的)。

· 对所有相关设备进行调试。

· 检查过程中对内镜操作者的协助。

· 对患者检查后的恢复和安全进行监护。

· 清洁、消毒及处理仪器设备。

· 维护质量控制。

一般情况下,大多数内镜操作助手为训练有素的护士,而技师和其他辅助人员也发挥着不可或缺的作用。一个完善的消化内镜中心需要不同类型的工作人员,只有他们各司其职,内镜检查及治疗工作才能得以有序地开展。

工作人员需要更衣室和休息室,以保证休息、进餐及更换衣物。

操作过程报告

通常,每个内镜操作过程都会生成两个报告(分别由护士及操作者完成)。

护士的报告

护士报告通常为一个有模板的流程表,用来记录术前的安全性检查,生命体征的监控,止痛、镇静药物的使用情况,患者的应答反应,仪器设备的使用情况及图像的编辑,还包括要交给患者的术后注意事项。

操作者的报告

在许多内镜中心,操作者的报告可直接在操作间完成,而在一些大的内镜中心,会有独立的房间专门用来完成报告。

操作者的报告应包括:患者的一般情况、主诉、特定的医疗风险和预防措施、镇静/镇痛、结果、诊断、治疗方法、结论、随访和任何意外事件(并发症)。应使用多种报告方法:手写的注意事项、预印表格和数据库录入。

信息化内镜中心

最终,所有文档(护士报告、管理报告和内镜报告)将会被合并入一个综合的电子管理系统。此系统将从根本上降低纸质报告的负担,同时提高效率和质量控制。

管理和团队合作

好的组织需要有效的管理和领导。一个完整的内镜检查也需要由内镜操作者、护士、技师及其他工作人员的团体合作方能完成。规模较大的内镜中心会有单独的管理者,管理者要擅长人员管理、事务处理和财政资源的管理,也要与医院的其他部门保持良好的合作关系,如放射科、病理科和麻醉科等。还要处理好与供应商和厂家的关系。因此,管理者必须熟悉地方及国家的相关管理条例和法规。

明智的内镜医师会接受团队合作的方法,并认识到保持团队合作和相互尊重的氛围对于提高效率和工作满意度、员工留用以及达到最佳的患者诊疗效果至关重要。

同样重要的是,要确保对效率的追求不会损害患者的利益。在内镜检查过程中,不能将患者视为商品。尊重和礼貌地对待我们的患者(以及那些陪伴他们的人)是最基本的。永远要假设患者可以听到,即使他们处于镇静状态,也不要在他们面前谈论不相干的事情。禁止在患者区吃喝。但许多患者和工作人员都喜欢听背景音乐。

文档管理及更新

消化内镜中心的协议政策(包括由医院和国家组织制订的法规)应被写入内镜中心操作手册中。这个手册应通俗易懂,经常听取他人的意见并不断更新。

日常文档包括工作人员和房间使用的细节、消毒流程、工具、配件使用和问题,以及相关程序报告。

正式的文档管理及更新可以保证内镜服务的安全性和有效性。专业学会已经推荐了很多方法和标准,美国胃肠内镜学会(ASGE)已将其纳入消化内镜中心识别系统。英国的全球评分量表项目的成功证明了注重文档质量的益处。

教育资源

消化内镜中心应为所有用户提供教育资源,包括患者、医师和相关工作人员。临床工作人员可以选择相关的书籍、图谱、期刊和相关专业学会的出版物。许多学会或会议都出版相关教育视频磁带、CD-ROM和 DVD 等。这些材料将越来越多地可供在线阅览，并直接与内镜检查报告系统相连通。

教学单位将需要使用计算机模拟器，它们正成为培训(和认证)的重要工具。

推荐阅读

Armstrong D, Barkun A, Cotton PB et al. Canadian Association of Gastroenterology consensus guidelines on safety and quality indicators in endoscopy. *Can J Gastroenterol* 2012; **26**: 17–31.

ASGE Quality Assurance In Endoscopy Committee, Petersen BT, Chennat J et al. Multisociety guideline on reprocessing flexible gastrointestinal endoscopes. *Gastrointest Endosc* 2011; **73**: 1075–84.

Cotton PB. Quality endoscopists and quality endoscopy units. *J Interv Gastroenterol* 2011; **1**: 83–7.

Cotton PB, Bretthauer M. Quality assurance in gastroenterology. *Best Pract Res Clin Gastroenterol* 2011; **25**: 335–6.

Cotton PB, Barkun A, Hawes RH, Ginsberg G (eds) *Efficiency in Endoscopy. Gastrointestinal Endoscopy Clinics of North America*, Vol. **14**(4) (series ed. Lightdale CJ). Philadelphia: WB Saunders, 2004.

Faigel DO, Cotton PB. The London OMED position statement for credentialing and quality assurance in digestive endoscopy. *Endoscopy* 2009; **41**: 1069–74.

Global Rating Scale. (available online at www.globalratingscale.com).

JAG (British Joint Advisory Group on GI Endoscopy). (available online at http://www.thejag.org.uk/AboutUs/DownloadCentre.aspx).

Petersen B, Ott B. Design and management of gastrointestinal endoscopy units. In: *Advanced Digestive Endoscopy e-book/annual: Endoscopic Practice and Safety*. Blackwell Publishing, 2008. (available online at www.gastrohep.com).

第2章

内镜仪器

内镜

不同的内镜适用于不同的应用程序,但它们都有共同的特征。带有阀门(按钮)的控制头控制送气和吸引,柔韧的杆体(插入管)携带光导管和一个或多个服务通道,以及容易操作的弯曲部分。中央线或通用线(也称为"光导连接管")将内镜光源、处理器、送气和吸引装置相连接(图2.1)。照明通过一个或多个载光光纤束由外部高强度光源提供。

图像由电荷耦合器件(CCD)芯片捕获,通过电子传输系统将图像显示在视频显示器上。CCD芯片的像素只能反映明暗的程度。颜色改变由两种方法来设置。所谓的"彩色CCD"的像素排列在一系列的滤色镜条纹上(图2.2)。相比之下,"黑白CCD"(更准确地说是CCD时序系统)使用一个可旋转的颜色滤光轮,应用原色频闪灯光效果,照亮所有的像素(图2.3)。这种类型的芯片可以做得更小,或者可以提供更高的分辨率,但由于额外的力学和图像处理技术,使得该系统更加昂贵。

目前,电子色素内镜检查系统在消化内镜中应用较为广泛,它优化了对胃肠道黏膜表面的观察。窄带成像(NBI;奥林巴斯公司)系统通过光学滤光片来选择合适的光波长,使血管和表面结构在内镜的观察下能够更加清晰可辨。富士智能彩色内镜(FICE;Fujinon内镜)和i-Scan(Pentax医学)系统拍摄普通的内镜图像,并对输出进行数字化处理,以估计不同波长的光,提供了许多不同的成像输出。自荧光成像可以检测内源性荧光团,其中一些发生在胃肠道。现在有两种系统可以将内镜图像放大到细胞水平,称为共焦显微镜(Pentax医学,Mauna Kea Technologies)。注入荧光材料后,蓝色激光聚焦于所需的组织,荧光材料被激光激发,并在规定的水平上被检测出来。

前端控制

远端弯曲部分(约10cm)和内镜前端是可完全偏转的,通常在两个平面上,高达180°或更多。对内镜的控制取决于安装在前端外护套下方的拉线,并通过该仪器纵轴的两个控制轮(上/下,左/右运动)进行控制(图2.4)。控制轮包括一个摩擦制动系统,使针尖可以暂时固定在任何需要的位置。该仪器轴扭矩很稳定,在力量传送给内镜前端时,头部是旋转的,轴是相对直的。

仪器孔道及阀门

内镜的内部结构非常复杂(图2.5)。镜

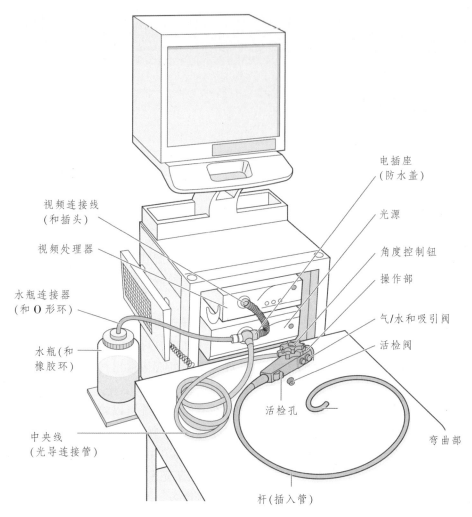

图 2.1　内镜系统。

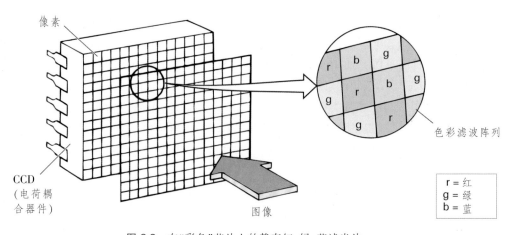

图 2.2　在"彩色"芯片上的静态红、绿、蓝滤光片。

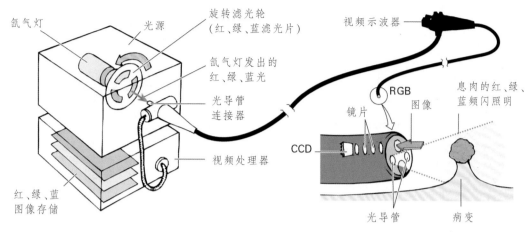

图 2.3　连续彩色照明。

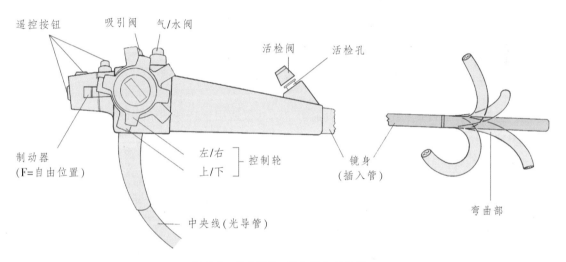

图 2.4　基本设计:操作部和弯曲部。

身包含活检/吸引孔道,该孔道从入口"活检孔"处一直延伸至内镜头端。孔道直径通常约为 3mm,但根据内镜设计的不同目的(从新生儿的检查到治疗操作),直径从 1mm 到 5mm 不等。在一些内镜中,特别是侧视镜,孔道顶端包含可偏转的升降设备与架桥(见图 2.7),可使活检钳和其他配件独立于内镜的控制。这个升降设备由拇指控制杠杆操纵。活检/吸引孔道也用于吸出气体及分泌物:外部的吸引泵被连接到光源附近的通用线,通过按吸引阀,吸引器被转移到仪器孔道。另一个小孔道可输送空气,使器官膨胀

而易于检查。空气由提供光源的泵提供,由另一个阀门控制。对于结肠镜检查,空气注气系统可以改为二氧化碳而不是房间的空气。二氧化碳可以减轻患者腹胀和结肠镜检查后的疼痛感。空气系统也连接水瓶,可以在远端喷射水以清洁镜头。

不同的内镜

消化内镜中心必须具备各种不同功能的内镜。它们可能有不同的镜身长度、大小、硬度,以及不同直径和数量的孔道。绝大多数内镜都是直视镜,镜头角度可达 130°或更

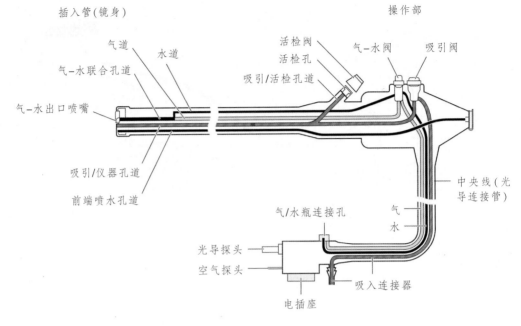

图 2.5　典型内镜的内部解剖结构。

大(图 2.6)。也有侧视镜,如逆行胰胆管造影(ERCP)专用的内镜(图 2.7)。

内镜的外径设计兼顾了工程的理想化和患者的耐受性。内镜主轴必须包含并保护许多光束、电线和管路,这会使主轴变得更坚硬且更高效(图 2.5)。结肠内镜的理想直径为 15mm,但这一可被上消化道接受的尺寸仅适用于特殊的治疗设备。

常规胃镜检查主要是由直径为 8～11mm 的内镜进行。内径较小的内镜可以更好地为儿童和有特定需求的患者检查。一些内镜可以经鼻腔进入上消化道,而不是经口

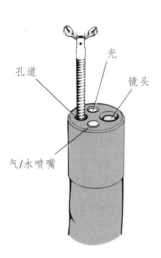

图 2.6　直视镜的前端。

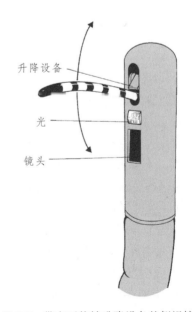

图 2.7　带有可偏转升降设备的侧视镜。

腔。然而,较小的内镜也不可避免地存在一些缺点,涉及耐受性、图像质量、可操作性、活检大小和治疗潜力等方面。

现在有几家生产内镜的大型公司。由于不同公司的光源和处理器不兼容,大多数内镜中心为了方便,会专门从同一个制造商处购买仪器。内镜属于可磨损耗材,常规磨损是无法避免的,因此需要精心维护并正确使用。安排公司定期维护,并进行有效的修复也必不可少。公司后期维护内镜的服务质量通常是选择制造商的一个关键因素。

内镜附件

许多设备可以通过内镜活检/吸入孔道来达到诊断和治疗的目的。

• 活检钳由一对尖锐的槽(图 2.8)、螺旋金属电缆、牵引线及控制手柄组成(图 2.9)。其最大直径受活检孔道的大小所限,槽的长度受必须通过的内镜前端的曲率半径所限。取活检标本时,活检钳中央的尖端可起很大作用,但却增加了操作风险。

• 细胞刷在撤回的过程中,外面的塑料套管起着保护标本的作用(图 2.10)。

• 可弯曲针被用来注射和取样。

• 液体冲洗装置。大多数仪器有一个冲洗喷射通道来保持镜片清洁。将合适的喷嘴插入活检口,使用一个大注射器或脉冲电动泵可

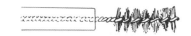

图 2.10　有外套管的细胞刷。

将液体强力注入仪器孔道进行冲洗。也可通过此孔道喷注染色液,以进行黏膜的染色。

辅助设备

• 吸引瓶(暂时连接于吸引管)可以用来搜集肠道分泌物或胆汁标本,进行微生物、生化和细胞学检查(图 2.11)。

• 牙垫可用来保护患者的牙齿及内镜。部分牙垫带有扣带,用来固定牙垫,另外有些牙垫还带有氧气管接口。

• 内镜套管是一种套在镜身外面、可以弯曲的塑料套管,可用于需要反复插入内镜时的通道,而且也可以使某些治疗的操作过程更加便利及安全,如异物取出和消化道止血(图 2.12)。

• 透明帽有各种不同的形状,其安装在内镜前端,可使许多操作变得更加便利,如套扎、黏膜切除和剥离等。

• 担架/手推车。内镜操作通常是在标准的担架上进行的。这种担架两边应有扶手,而且最好能调节高度。担架的头侧如果可以倾斜的话,在急诊时可能会有很大帮助。

• 图文处理系统。内镜拍摄的图像经数

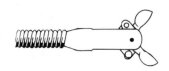

图 2.8　打开的活检槽。

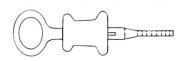

图 2.9　活检钳控制手柄。

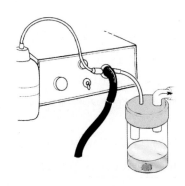

图 2.11　用来收集液体标本的吸引瓶。

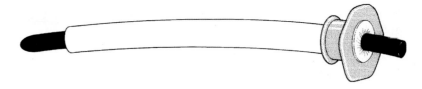

图 2.12 橡胶灌洗管外装有防咬的外套管。

字化处理后,可进行强化、存储、传输和打印。视频序列文件可以被刻录到磁盘上或进行数字化处理。

• 镇静和监测。所有患者在内镜治疗过程中都至少要进行血氧饱和度的监测。很多内镜中心同时还进行持续血压和心电图的监测,尤其是对于深度麻醉的患者。一定要有适当的复苏及抢救设备,包括气管插管、供氧系统,以及吸引装置。

电外科系统

如果需要的话,任何电外科系统都可以用于内镜下治疗,但具有特定功能的、由不同孤立电路组成的、智能化的电外科系统显然在安全性及操作简便性方面具有更大的优势。电外科系统具有线路自检系统和自动预警系统,使得在线路连接错误或负极板接触不良时能够自动关闭。大部分电外科系统具有独立的电切和电凝电路,并常被交替使用。此外,低功率调节功能(通常为 15~50W)使得内镜操作更具灵活性。目前,自动电切功能正变得越来越流行。这种功能采用高功率设置,但在组织灼烧及切割方面却能保证很好的可控性,因为这一系统能够根据组织初始电阻,以及电凝、组织碳化过程中逐渐增高的电阻自动调节输出功率。

电流类型相较于功率输出的大小显得不那么重要,而其他一些物理因素,如电压、线圈的厚度及可压缩性显得更为关键。

高能量凝固电流可以提供良好的切割性能。然而这些不是直接以功率来评估额定输出的系统,在相同的设定条件下,电切的输出能量比电凝的输出能量大得多。因此,通过电流来评估是比较模糊的。大部分内镜专家认为,如果不确定的话,可以单独使用电凝电流,这样会更加安全,效果也更可预测,从而起到柔和电凝的效果及最大程度凝固止血。

激光及氩离子凝固

激光(尤其是钕激光器和氩激光器)作为一种可以实现的"非接触式"技术,用于内镜下消化性溃疡出血的治疗和肿瘤消融。然而,目前已经很清楚,相同的效果可以通过一种更加简单的设备来实现,产生的压力可以帮助止血。

氩离子凝固术(APC)在内镜治疗的许多方面与激光同样有效,但操作却更加简单。APC 电凝术无须接触组织,而是与霓虹灯原理类似,运用氩气的电导率。氩气通过电极导管传导(图 2.13a),由电外科系统及患者身上的电路板构成的智能系统供能,电离形成一个局部的等离子弧,如同一个微型的电击(图 2.13b)。热效应局限于表层(最多 2~3mm,除非在同一部位持续作用几秒),因为随着组织凝固,电阻增大,而使等离子弧跳跃到别处。然而,如果仅使用 APC 的话,对于一些较大的组织可能无法完全消除,需要先用圈套器逐片

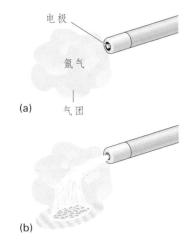

图 2.13　氩离子凝固术(APC)。

切除组织,然后再用 APC 电凝处理基底部。

设备保养

内镜是一种昂贵且复杂的设备,必须安全存放,垂直地挂在通风的柜子里。持内镜时要小心,镜子在晃动或是撞到硬物时,其光学部件很容易损坏。持内镜时,操作部、头端和镜身都要举着(图 2.14)。

内镜的使用寿命主要取决于内镜的保养情况。复杂的配件(如电外科设备)必须经过检查并放在安全的地方。与医院生物工程部门和维修部门的密切合作必不可少。维修和保养情况必须妥善记录。

孔道堵塞

送气、送水管道或吸引孔道发生堵塞是内镜最常见的故障。可以采用特殊的"管道冲洗设备",也可以用独立的注射器进行冲洗,这应该作为常规做法来使用。当孔道发生阻塞时,各种不同的系统及连接处(如仪器连接线、水瓶的盖或连接管)都应检查一下,包括相关部位的 O 形橡皮圈是否还在以及松紧情况。一般通过制造商提供的冲洗设备或是带有合适的柔软塑料导管或小吸管的注射器就能够清洗不同的孔道。水可以被注入任何孔道,且由

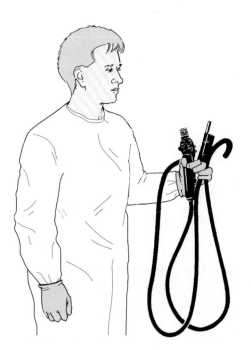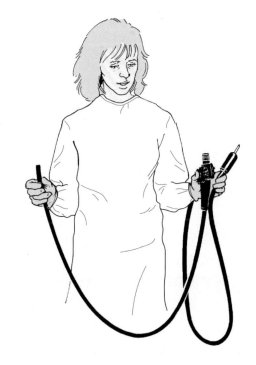

图 2.14　小心拿取内镜,避免撞到操作部和头端的光学部件。

于水是不可压缩的,因此相较于空气,水可以施加更大的压力。此外,小注射器(1~5mL)能比大注射器产生更大的压力,而大注射器(50mL)能产生更大的吸引。可以向镜身内的空气和吸引孔道或水瓶里的水管内注射水,直到有水从内镜的头端冒出。冲洗时要注意盖住或压住相关的控制阀。另一种解决吸引孔道阻塞的方法是去除吸引阀,直接在接口处吸引。

感染控制

内镜中心存在感染风险, 从患者到患者、患者到工作人员,甚至工作人员到患者都可能存在感染传播风险,应时刻采取一些常用的预防措施。这意味着,即使客观上没有感染证据,也要假设所有患者都是感染者。感染控制专家和设备制造商可以使感染风险最小化,应欢迎他们加入感染控制中来,邀请他们参与内镜中心政策的制订,并通过正规的质量控制流程监测其有效性。感染控制政策应被记录下来,所有医务人员都应了解。

工作人员的保护

工作人员都应预防接种乙肝疫苗,在某些内镜中心,结核检测也是强制性的。飞溅的体液是工作人员接触患者或设备过程中存在的一种危险因素。工作人员在进行这些操作时应穿手术衣、戴手套并戴护目镜(图2.15)。

其他一些降低感染风险的措施包括:
- 经常洗手。
- 拿污染过的配件时要使用纸巾。
- 污染的物品应直接放入洗涤槽内或指定区域内(不可放到清洁的台面上)。
- 危险物品、针头和注射器要分开处置。

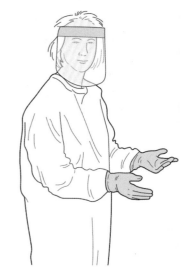

图2.15　应穿手术衣,并戴手套和护目镜。

- 穿戴防水的衣服,保护皮肤破损处。
- 保持整个内镜中心卫生环境良好。

清洗与消毒

消毒的三个级别分别为:
(1)低级别消毒(简而言之就是擦拭)对于那些非关键性的、仅接触完整无破损的皮肤的附件就足够了,如相机、内镜附件等。
(2)需对进入体腔、血管或刺入黏膜组织的附件进行消毒,如活检钳、硬化剂注射针和括约肌切开刀。一次性使用的配件需要预先消毒。
(3)高级别消毒用于次关键性的、接触食管黏膜的配件,如内镜、食管扩张器。

内镜再处理

每个内镜中心都应在咨询制造商、感染控制中心及相应的一些国家咨询机构后,制订内镜清洗及消毒指南(并在操作手册中记载)。内镜医师对任何意外事件可能负有法律责任,所以应充分注意当地的操作规范。

所有咨询机构要求内镜或其他设备使

用后需立即进行高级别的消毒。

设备消毒后多长时间可以再使用是个重要的问题,而且仍在讨论中。一些权威机构建议为 4~7 天,但实际上这取决于多种因素。内镜上残留的消毒液体需迅速用水冲洗。内镜干燥过程中要仔细护理,市面上可以买到一些特制的干燥柜。消毒需遵循地方政策并获得微生物监测部门的认可。

正规的清洗和消毒工作需在专门的区域内进行。必须具有划分明确的、相互独立的清洁和污染区域,多功能的操作台、双水槽及独立的盥洗池、内镜再处理设备(清洗设备)以及超声清洁器。此外,必须具备安装在恰当位置的排气罩。

机械清洗

消毒过程中第一件,同时也是最重要的任务就是清洗内镜及内镜管道。需要清除所有的血、分泌物和残渣。消毒剂不能渗入有机材料中。

前期清洁必须在内镜从患者身上离开后立即进行。

(1)用酶液浸泡过的纱布进行擦拭。

(2)通过吸引水或酶液冲洗吸引/活检孔道,同时交替着吸引空气,直至液体变清。

(3)冲洗送气、送水孔道时可以用制造商提供的冲洗设备或按住气/水按钮,同时堵住水瓶在光源处的接口,并且将内镜的头端浸到水里,直至看到有大量气泡冒出。

(4)盖好防水帽,将内镜放于指定的容器内,并转移到指定的干净区域。

(5)取下所有阀门和活检帽。

(6)检查泄漏范围,尤其是内镜弯曲部。将内镜置于水中,用测漏器加压。在加压的情况下,使弯曲部在四个方向弯曲,确定内镜远端橡胶是否漏气、漏水,如果有漏水,在伸展时会比较容易发现。在撤去测漏器前要

保证所有压力都已去除。

(7)将设备完全浸泡在温水和中性洗涤剂中,用柔软的布彻底擦拭设备外表。

(8)用柔软的毛刷刷洗内镜远端部,尤其要注意送气、送水口,以及任何的连接和升降部位。

(9)用孔道刷清洁活检孔道及吸引孔道。用干净的、合适的孔道刷刷洗孔道至少 3次,直到孔道干净为止。每次插入孔道前要先将孔道刷清洗干净,并将孔道刷从吸引孔道的另一个方向穿出。

(10)将内镜放入机器内完成清洗及消毒(或继续手工清洗消毒)。

(11)所有设备配件的清洗也应同样严格,包括气/水阀、吸引阀、水瓶和刷子。

人工清洗

刷洗完成后:

(1)将制造商提供的清洗适配器连接到内镜的吸引、活检和送气送水孔道,并确保内镜浸泡在洗涤剂中。

(2)用洗涤液反复冲洗各个孔道,确保洗涤液从每个孔道的远端流出。

(3)将内镜浸泡在洗涤液中一段时间(根据洗涤液厂家所规定的时间)。

(4)清除孔道中的洗涤液。

(5)用清洁的水冲洗各个孔道,以冲掉残留的洗涤液。

(6)冲洗内镜外部。

(7)确保所有气体都被排出孔道。

人工消毒

将内镜及配件(如阀门)放入消毒液中浸泡至厂家建议的合适时间。

消毒剂

戊二醛是最常用的消毒剂,它可以在几分钟内破坏病毒和细菌。它对内镜没有

腐蚀性且表面张力低，更容易渗透。戊二醛浸泡所需的时间需根据戊二醛的种类及温度而变化。每个国家的指南都不同，通常建议为 20min。不明确或怀疑接触过结核杆菌等引起的疾病时，内镜浸泡的时间需要延长。

戊二醛可能带来过敏的风险，暴露其中的工作人员可能会产生严重的皮炎、鼻炎及哮喘。这类风险随着暴露等级及时间的增加而增大。工作人员应戴好医用乳胶手套、丁腈橡胶手套以及护目镜或面罩，以防消毒液溅到身上。封闭的清洗和消毒系统及通风橱或抽风机非常重要。清洗和消毒系统应能自动消毒并监测消毒过程。

过氧乙酸、二氧化氯、Sterox（非离子聚氧乙烯除垢剂）及其他消毒剂也都曾被用于内镜的消毒。

无菌水的供应（可能需要特殊的过滤器）有利于降低院内的感染风险。

漂洗、干燥和储存

消毒完成后，应用合适的灌注器对设备由里到外进行漂洗，去除残留的消毒剂。内镜在储存之前应先用 70% 的乙醇对送气送水孔道和吸引孔道等进行灌洗，然后用高压气体进行干燥。所有内镜（不管是手洗还是机洗）都应进行漂洗、干燥（有些机器自带这种功能）。细菌容易在潮湿的环境中繁殖，因此消毒后对设备进行干燥非常重要。应将清洗的内镜垂直挂在通风良好的橱柜里。

附属设备

诊断或治疗性设备（如活检钳）是很关键的附件，必须保证无菌。现在很多附件都是一次性的了。可重复利用的附件，如水瓶，需要采用高压灭菌法或气体灭菌法。

再处理的质量控制

内镜消毒的每个过程都应记录下来，包括由谁清洗、何时清洗以及如何清洗的。此外，该内镜用于哪名患者的检查也应当记录。一些专家建议对自动消毒机和内镜进行常规细菌监测，但这并未得到一些主要国家相关组织的支持，而且也尚未广泛开展。细菌监测可以早期发现假单胞菌及非典型分枝杆菌等严重的感染性微生物。常规监测也可以早期发现无法识别的内部管道的损坏、再处理过程报告的错误，以及任何有关水或环境方面的污染问题。有神经退行性变症状的患者可能患有朊病毒相关疾病。鉴于朊病毒不会因加热或常规消毒而失活，对于怀疑患有该疾病的患者，应使用备用的内镜及一次性附件。淋巴组织是高风险部位，因此许多内镜中心为了避免潜在的朊病毒污染内镜管道，不推荐常规的回肠活检，尤其是 Peyer 集合淋巴结。

要记住，大部分清洗、消毒及保养工作通常是工作人员的责任，但确保设备安全使用是内镜医师的责任。内镜医师应该知道如何独立完成整个清洗、消毒及保养过程，特别是在紧急情况，如内镜护士不在时。

安全性及监护设备

目前在治疗过程中对患者进行监护及提供充足的氧气已经成为惯例。在操作间及恢复室，这些必要的设备必须要很容易地就可以拿到，同时还需配有抢救车。

推荐阅读

ASGE Quality Assurance In Endoscopy Committee, Petersen BT, Chennat J. Multisociety guideline on reprocessing flexible gastrointestinal endoscopes: 2011. *Gastrointest Endosc* 2011; **73**: 1075–84.

Beilenhoff U, Neumann CS, Rey JF *et al*. ESGE–ESGENA guideline: Cleaning and disinfection in gastrointestinal endoscopy. *Endoscopy* 2008; **40**:939–7.

Guidelines for Decontamination of Equipment for Gastrointestinal Endoscopy Updated by: Dr Miles Allison–BSG Endoscopy Committee–February 2013 (available online at http://www.bsg.org.uk/clinical-guidelines/endoscopy/guidelines-for-decontamination-of-equipment-for-gastrointestinal-endoscopy.html).

Petersen BT, Chennat J, Cohen J *et al*. Multisociety guideline on reprocessing flexible GI endoscopes: 2011. *Infect Control Hosp Epidemiol* 2011; **32**:527–37.

Rateb G, Sabbagh L, Rainoldi J *et al*. Reprocessing of endoscopes: results of an OMED–OMGE survey. *Can J Gastroenterol* 2005; WCOG abstracts. DR.1054. (available online at http://www.pulsus.com/WCOG/abs/DR.1054.htm).

Rutala WA, Weber DJ. Creutzfeldt-Jakob disease. Recommendations for disinfection and sterilization. *Clin Infect Dis* 2001; **32**: 1348–56.

US Society for Gastrointestinal Nurses and Assistants resource. (available online at http://infectioncontrol.sgna.org/SGNAInfectionPreventionResources/tabid/55/Default.aspx).

Willis C. Bacteria-free endoscopy rinse water-a realistic aim? *Epidemiol Infect* 2006; **134**: 279–84.

第 **3** 章

患者护理、风险及安全

技术熟练的内镜医师可以通过内镜到达消化道的任何部位及其附属结构,如胆管及胰腺。可以在这些部位取活检,以减轻患者痛苦。患者可以从内镜技术中获益良多。然而在某些病例中,内镜操作却并未带来益处,反而造成了严重的并发症,这也给医务人员带来了很大的风险。所以我们的目标是尽量使效益最大化,风险最小化。我们需要有能力的内镜医师,在熟练的助手以及最佳的设备配合下,对患者进行安全、有效的治疗。在胃肠道内镜学的各个方面,其基本原则都是相似的,需要了解在哪些情况下风险会更大(如治疗或急诊操作时)。

患者的评估

消化内镜检查通常是消化科医师或其他消化系统专家进行综合评价的一部分。它主要用于医院门诊的操作过程中,但有时也可能用于其他医疗场所(如急诊室、ICU 和手术室)。有时,内镜医师会提供一种"开放式"服务,由另外一名医师进行最初的临床评估和持续护理。在任何情况下,内镜医师要确保内镜检查或治疗的潜在益处超过潜在风险,并且要亲自为患者进行必要的评估,提供恰当的建议。

下面的章节主要涉及上消化道内镜检查。结肠镜检查将在第 6 章和第 7 章介绍。

内镜检查的适应证

上消化道内镜检查是目前评估食管、胃和十二指肠的主要工具,可用于多种情况。从广义上讲,进行消化内镜检查的目的可能有:

(1)对存在的一些症状进行诊断(如消化不良、胃灼热、吞咽困难、食欲不佳、体重下降、咯血和贫血)。

(2)确定已知疾病的严重程度(如静脉曲张和 Barrett 食管)。

(3)取活检(如由于吸收障碍行十二指肠活检)。

(4)对具有肿瘤风险因素(如家族性腺瘤性息肉病)的患者进行肿瘤进展和癌前病变的筛查。

(5)内镜下治疗(如消化道止血、扩张术、息肉切除术、异物取出、置管术和胃造瘘术)。

在一些情况下,上述适应证中的某些项目可能合并在一起,如第 1 条和第 5 条(在急性出血时),第 2 条和第 5 条(如静脉曲张的再次治疗)。

消化内镜协会发布了合理应用消化道

内镜的指南。在不同情况下,这些指导的侧重点要根据获益情况、治疗的可选择性和可预见的风险而定。

风险有哪些? 意外事件和并发症

大多数常规的上消化道内镜检查都能够按预想过程进行,但仍无法避免一些例外情况。这些情况可以被定义为"意外事件",包括技术上的失败(无法到达指定区域)和临床失败(患者无法从治疗中获益)。这里我们主要关注一些不利的事件。其中的一些情况可能非常平常,如无须输血就能止血。

"并发症"一词具有不幸的、法医学方面的含义,因此它的运用应局限于一些级别明确的、出乎意料的严重事件。大约在 15 年以前,曾有人对 ERCP 的结果感兴趣并提出了一个一直到现在仍广泛应用的定义。

并发症是指:

- 一类出乎意料的事件。
- 由手术过程引起的。
- 患者需要住院,或住院时间比预期延长,或者需要进行其他治疗。

并发症严重程度的等级

并发症可能非常轻微,也可能严重到威胁生命。所以对于并发症的严重程度需要进行评价。我们根据患者的受困扰程度对并发症进行分级。

- 轻微:需要住院 1~3 天。
- 中等:需要住院 4~9 天。
- 严重:需要住院超过 10 天,或需要外科手术治疗,或需要重症监护。
- 致命:手术造成死亡。

ASGE 的一个多学科工作团队最近提出了一个新词,用以描述内镜下操作造成的所有不利事件。

新的定义是:不利事件是指使原先计划的操作无法完成(不仅仅是技术上的失败,

也包括术前准备不充分和患者耐受差),导致患者需要住院、住院时间延长或需要行其他治疗(如需要镇静或麻醉),后续需要其他科室进行会诊。

工作团队建议将事件进行归类(如确切、大致、不可能)。

这个工作团队还发表了一份文件,内容包括详细回顾不良事件发生的风险因素,同时提出了所有内镜下操作的复杂程度的评价标准。

并发症发生率

并发症不同的定义、数据收集方法的多样性,以及缺乏以群体为基础的研究数据,使得对内镜下操作风险的估计较为困难。内镜操作的风险随着患者数量及许多其他因素的变化而变化。然而,大样本调查显示,常规上消化道内镜检查或治疗后,出现严重并发症(如穿孔、严重的心肺事件)的概率<1/1000。在老年人、急性病和急诊操作过程中的风险会增加。医师经验不足和过度自信以及患者的过度镇静,也是并发症发生的重要因素。

常见的不良事件

- 应通过精心护理及血氧饱和度检测缺氧,及早发现并快速处理。
- 肺部误吸比想象中更常见。当患者食管存留有食物残渣(如贲门失弛缓患者和幽门梗阻患者)或是有活动性出血的患者,其发生误吸的风险更高。
- 出血可能发生在内镜检查过程中或之后。出血可能由病变引起(如静脉曲张),或由内镜操作引起(如活检和息肉切除),或由于 Mallory-Weiss 撕裂引起干呕。凝血功能障碍、口服抗凝药或抗血小板药的患者出血风险增高。
- 穿孔是上消化道内镜检查中最可怕

的并发症。穿孔少见,通常发生在狭窄的部位,其在年龄较大人群中发生率较高,且多半发生在咽下部憩室出现的部位。直视下轻柔地插入内镜可降低穿孔的风险。环咽肌以远的穿孔在未行治疗性操作(如狭窄扩张术、息肉切除术、黏膜剥除术)的患者中极为罕见。结肠镜检查过程中发生的穿孔将在第7章讨论。

• 心律失常也相当罕见,心律失常要及时发现并予以专业的治疗。

• 静脉注射部位的问题。许多患者在静脉注射时感到不舒服。局部血栓的形成并不罕见,也不危险,但一旦有炎症扩散的指征时要及时治疗,谨慎处理。

• 感染。患有活动性感染的患者可能会对工作人员及下一名等候患者造成风险。内镜(及附件)是患者之间感染(如幽门螺杆菌、沙门菌、肝炎、分枝杆菌)的潜在传播媒介。感染风险需通过细致的清洗和消毒进行消除。内镜操作会引起菌血症,尤其是在进行内镜下治疗时(如扩张术)。菌血症对于免疫系统受抑制、心脏瓣膜有病变或进行过瓣膜置换术的患者很危险。内镜操作引起的感染性心内膜炎很罕见,但在某些情况下推荐预防使用抗生素(见下文)。

评估及降低明确的风险

目前已经很明确某些并发症及药物会增加内镜操作的风险。为确保所有情况都有记录,应当准备一份检查表。当内镜操作被安排好时,某些信息一定要如实记录。一些准备工作要在内镜操作前几天完成(如调整抗凝药物,停止服用阿司匹林等)。当患者到达准备室时,其他相关方面的事宜要处理好。

• 心肺疾病。近期患有心肌梗死、不稳定型心绞痛和血流动力学不稳定的患者进行任何介入性治疗都有风险,这需要征求心内科专家的建议。带有起搏器或人工移植除颤器的患者可以进行内镜操作,但后者再进行透热治疗时需使除颤器停止工作。这些患者及其他呼吸功能不全的患者在进行内镜操作时需进行麻醉监护。

• 凝血功能紊乱。患者如果存在明确的出血原因或凝血功能紊乱,那么在内镜操作之前必须尽可能地使该状况改善(尤其是当可能要进行活检或息肉切除时)。抗凝药可以提前停用,或(如果临床需要的话)可以在内镜操作过程中或恢复的早期阶段改用肝素替代。某些抗血小板药也需要停用。有证据表明阿司匹林和非甾体抗炎药会增加不良事件的风险。内镜操作前询问患者是否应用这些药,建议患者内镜操作前停用至少一周,都是常规要做的。

• 镇静方面的问题。患者紧张或之前有镇静困难问题会对安全的内镜操作带来挑战。有呼吸道梗阻风险(睡眠呼吸暂停、肥胖),或有呼吸道误吸的患者在内镜操作前需进行呼吸道评估。如果存在疑问,可以考虑麻醉支持。

• 心内膜炎。上消化道内镜操作后发生心内膜炎的风险较小。没有证据表明预防性使用抗生素有益处,除了进行经皮内镜胃造口(PEG)置管术的患者,以及经 ERCP 治疗胆管引流不完全通畅的高风险患者。目前相关国家组织制订了推荐方案(表 3.1)。内镜中心的制度手册中应当记录当地的相关规定。

• 妊娠。妊娠期间进行内镜操作总体来说是安全的。尽管如此,只有具备明显的指征,并且咨询过产科医师后才能进行内镜操作。如果可能的话,尽量推迟到妊娠 6 个月后进行内镜操作。

美国麻醉医师协会(ASA)评分被多个内镜中心用来描述内镜操作及麻醉的适用范围(表 3.2)。多数人推荐 ASA 评分≥3 的患者需要麻醉辅助。

表 3.1　抗生素的预防使用：南卡罗来纳医科大学的政策[这项政策是基于美国心脏协会和美国胃肠内镜学会的指南。指南建议医师对于其他一些心脏病变（风湿性心脏瓣膜病、获得性心脏瓣膜功能不全、二尖瓣不完全脱垂、肥厚型心肌病和先天性畸形），以及进行硬化剂治疗或食管扩张的患者要谨慎处理。特殊情况可能需要调整治疗方式。最后的决定和责任取决于不同病例中的内镜医师。]

内镜治疗	患者状态	方案	过敏的情况
所有	免疫功能低下（中性粒细胞<1000 或移植后）	头孢噻肟 2g 静滴	克林霉素 900mg 静滴，和氨曲南 1g 静滴
静脉曲张治疗	肝硬化伴腹水	氧氟沙星 200mg 静滴超过 1h，然后 200mg 每 12h 一次	–
PEG	所有患者	头孢唑林 1g 静滴	万古霉素 1g 静滴超过 1h

表 3.2　ASA 分级（美国麻醉医师协会）——麻醉风险等级

等级	描述	举例
I	健康人	
II	轻微系统性疾病，不影响功能	可控的高血压、糖尿病
III	严重系统性疾病，明确的功能受限	不可控的糖尿病、频发心绞痛和心肌梗死
IV	严重系统性疾病伴急性不稳定性症状	最近发生的心肌梗死、充血性心力衰竭、急性肾衰竭和不可控的活动性哮喘
V	严重系统性疾病，伴有极大的死亡风险	

患者教育和知情同意

患者有权充分了解为什么要进行内镜检查、有什么益处、潜在的风险有哪些、禁忌证是什么，以及是否还有其他的可选治疗方式。患者也需要清楚地知道将会发生什么，他们也有权利提出问题。

打印的小册子有助于对患者进行宣教，这些小册子要在内镜检查或治疗前发给患者。这样他们可以认真地学习并掌握内镜检查的相关情况。这些合适的小册子可以从国家相关组织中获得，或者从网上专家中心获取（如 www.ddc.musc.edu），其中一个例子如图 3.1，可以根据当地的情况采用或进行拓展。一些内镜中心采用录像带或以网络为基础的宣教材料。患者在签署知情同意书前，有机会向内镜医师提出问题。这份文件旨在表明患者了解并接受了所建议的治疗，包括潜在的危害。

内镜医师常常工作繁忙，认为上消化道内镜操作简单又安全，从而有时急于处理患者签署知情同意方面的事宜，甚至把这件事委托给别人做。这不是很好的临床习惯，且可能会带来医疗纠纷的风险。

治疗前准备

在上消化道内镜检查前，患者需禁食大约 6h（通常是一个晚上），并换一身宽松、舒适的衣服。一系列使内镜检查安全性最优化的医疗检查和操作都应进行，包括患者一般医疗状况的核查、当前药物治疗的确认、生命体征和心肺功能状况的评估，并注意有关

上消化道内镜检查

上消化道内镜检查是一种能让医师看清患者消化系统内腔的检查。上消化系统包括食管、胃和十二指肠。

上消化道内镜检查是发现上消化道水肿、炎症、溃疡或肿瘤的最好方法。

上消化道内镜检查可用于治疗上消化系统的一些病变,切除肿瘤(息肉)或隆起的病变,以及扩张狭窄的区域,治疗消化道出血。

内镜是什么?

内镜是一个长的、细的、柔软的管道,头端有一个微小的光源和摄像头。

摄像头获取上消化道图像并传递到电视屏幕上。医师和护士可以在监视器上很好地观察患者的食管、胃和小肠。获取的照片也可以被储存并打印。

我该如何准备?

检查前禁食、水 6h,保证空腹。

如果出现以下情况,应及时告知你的医师:

- 有过敏症状、心或肺疾病。
- 已经妊娠或怀疑妊娠。
- 既往做过内镜检查,对药物或染色剂有反应。
- 服用药物。

如果你口服抗凝药(如肝素或华法林)或阿司匹林的化合物,需告知你的医师。在一般情况下,你必须停止服用这些药物几天,但在某些情况下,你可以继续服用。

如果你是一名糖尿病患者,请询问你的医师在检查前是否应服用胰岛素或药物。

检查的当天早晨你可能跟平常一样口服降压药和治疗心脏疾病的药物。

如果你在早上服用药物,请喝一小口水来帮助你吞下。

不吃任何抗酸剂。

带上你正在服用的所有处方药和非处方药。

带上与你当前疾病有关的医疗记录和 X 线片。

确保能有一名成年人可以带你回家。你不能开车。如果你乘坐公共交通工具,如公共汽车或出租车,你仍然需要有一名成年人带你回家。

如果你一个人米,你的检查只能择期进行了。

上消化道内镜检查时会发生什么?

(1)当进行上消化道内镜检查时,医师会告诉你检查相关的内容并回答你的任何问题。你应该知道你为什么要进行上消化道内镜检查,并了解治疗方案和可能存在的风险。

(2)你将穿上医院提供的检查用的衣服。你会被要求摘掉眼镜、隐形眼镜和义齿,留置静脉通路,抽血化验,给予静滴抗生素。

(3)你将被要求签署一份知情同意书。

(4)你将会被担架抬到手术室。护士会帮助你摆好体位,通常为左侧卧位,且让你感到舒适。一种药物会喷到你的喉咙,使它麻木。这种药可能会带有难闻的气味,但它能够使你在检查过程中避免出现出血或咳嗽,而且这种气味会很快消失。在检查过程中一个塑料牙垫将被放置在你的口中,以便保护牙齿。

图 3.1　南卡罗来纳医科大学患者教育手册。(待续)

(5)血压袖带将被绑在你的胳膊或腿上。脉氧夹会夹在你的手指上。这些可以使护士在检查过程中时刻监测你的血压和心率。

(6)如果你需要镇静,则通过静脉注射药物。当你放松并昏昏欲睡时,医师会将一个细的、柔软的内镜插入你的口腔中。内镜前端有一个小摄像头,其可以帮助医师看到你的食管内腔。

(7)医师会嘱咐你吞咽。当吞咽时,内镜会轻轻地向食管下面移动,和吞咽食物一样。你可能想呕吐,但不会感到任何痛苦。内镜不会影响你的呼吸。

(8)医师将操作内镜通过你的胃和小肠。这将让医师看到你的上消化道内腔及治疗所发现的病变。

(9)当检查完成后,医师会慢慢把内镜退出。上消化道内镜检查将持续 10~20min。

检查后会发生什么?

(1)你将被带回恢复室。你的血压和心率将被监测。如果你被麻醉了,在 10min 至 1h 内你会醒来。

(2)拔除你的静脉输液针后,护士会告知你术后注意事项。如果你有任何问题,请及时问问。医师会在你离开之前告知你检查的情况。

(3)即使你感到清醒,你的判断和反应能力还是偏迟钝的。你被禁止离开,除非有人带你回家。你开车也是不安全的。

(4)如果在检查过程中进行了治疗,你可能需要住院观察。

(5)如果在检查过程中进行了活检,结果将被发送给你及后续为你进行护理的医师。

在接下来的 24 小时

你吃东西时要细嚼慢咽,直到次日。

检查结束后,你可能觉得腹胀及嗳气,这是正常的,且将在数小时内消失。

你的喉咙也许会痛几天。

检查结束后你可以恢复正常饮食和药物治疗。

不要开车、操作机器、签署法律文件或做重要的决定。

不要喝酒精(乙醇)饮料或吃安眠药或精神类药物。

风险有哪些?

上消化道内镜操作通常是简单、安全的,但也存在一定风险,尤其是进行治疗时。

输液部位可能会出现一个肿块,肿块可能几个星期也不会消失。如果肿块发红、疼痛,或手或手臂肿胀持续超过两天,你需要及时电话给你的医师。

检查过程中的药物可能会使你不适。你可能有恶心、呕吐、荨麻疹和口干症状,或出现脸和脖子赤红。

严重事件的发生概率大约小于 1/500,包括胸部和心脏的问题、消化系统出血或撕裂(穿孔)。如果发生这些情况,你必须住院且很可能需要外科手术。

你的医师会和你讨论这些风险。

如果出现以下情况,请告诉你的医师:

- 剧烈的疼痛。
- 呕吐。
- 呕血或吐血。
- 寒战、发热超过 101°F(约 38.33℃)。

如果你有任何问题,打电话给你的医师。以上资料是作为教育服务提供的,内容有限,不能替代专业医疗。

图 3.1(续)

的风险及如何减少风险的诸多细节,如上文所述。应建立静脉通路,优先选择右臂或右手。眼镜及义齿应取出并安全存放。向护士咨询长期药物的调整是在治疗的前一个晚上,还是在治疗的当天早晨,这会很有帮助(如胰岛素和降压药物)。

结肠镜检查的准备将在第 6 章叙述。

监护

内镜医师全面负责患者治疗,但内镜护士却是负责患者安全和舒适的实际监护人。护理监测应具有监控装置,至少能监测心率、血压和氧饱和度。在许多内镜中心常规提供吸氧,有些人认为这可能掩盖低通气症状,但通过对二氧化碳的监测(二氧化碳分析仪),能更好地检测低通气。心电图监测对于任何有心脏问题的患者都是必要的,尤其是长时间的、复杂的内镜操作时。应急药品和设备必须随手就能获得,且内镜医师应进行心肺复苏和生命支持的培训。

镇静类药物及其他药物需要在监护下由内镜医师或护士提供。护士应仔细记录这一过程,同时记录患者的生命体征、监测的数据和患者的反应。

药物和镇静方法

镇静方法在世界各地都不同。在许多国家,常规的上消化道内镜检查(诊断性)是没有任何镇静的,仅采用咽部麻醉。避免镇静在安全性及快速恢复方面具有明显优势(如患者做完内镜检查后可以自己开车回家),但发达国家的许多患者都希望接受一定程度的镇静或镇痛。第 7 章将对一般的镇静及专门针对结肠镜的镇静进行讨论。

清醒镇静的目的是使患者能够耐受不舒服的内镜检查,保持自主呼吸能力,维持呼吸道清洁,对物理刺激及口头命令能做出响应。许多内镜中心被批准对清醒麻醉进行培训并给予证书,该培训是由麻醉医师组织的。与清醒麻醉相比,患者在深度麻醉中不容易被唤醒,且其保护性反射可能部分或全部丧失,包括保持气道通畅的能力。这种等级的镇静需要在麻醉医师的监督下进行。

镇静/镇痛剂(表 3.3)

抗焦虑药

短效的苯二氮䓬类通常经过缓慢静脉注射/滴定给药。咪达唑仑因其起效快、作用时间短和较高的遗忘特性,是理想的药物选择。它的初始剂量为 0.5~2mg,每 2~10min 增加 0.5~1mg,最大剂量约为 5mg。剂量主要根据患者的年龄、体重、病史和药物史,以及对药物的反应来决定。地西泮(安定®,或者为乳液状态称作 Diazemuls®)可以代替使用。

麻醉药

麻醉性镇痛药常与苯二氮䓬类药物合用,但这增加了呼吸抑制的风险。哌替啶初始剂量为 25~50mg,增量为 25mg,最大剂量到 100mg。芬太尼是一种更有效的阿片类镇痛药,起效、清除迅速,且与哌替啶相比降低了恶心的发生率。其在患者不耐受哌替啶时是有用的替代药,但会增加呼吸抑制的风险。

拮抗剂

哌替啶可以通过肌内注射和静脉注射纳洛酮而被逆转。苯二氮䓬类可以通过缓慢静脉注射氟马西尼而被逆转。这两种拮抗剂

表 3.3　常用的药物制剂。(以镇静为目的的话,可以按 25%~50% 的初始剂量为增量,每 2~10min 给药。剂量应根据患者的年龄、体重、病史,以及同时服用的药物决定)

镇静及止痛药物	静滴初始剂量	开始起效时间	药效持续时间
咪达唑仑	0.5~2mg	1~5min	1~2h
安定	1~5mg	1~5min	2~6h
哌替啶	25~50mg	2~5min	2~4h
芬太尼	50~100μg	1min	20~60min
苯海拉明	10~50mg	1~10min	2~6h
氟哌利多	1~5mg	5~10min	2~4h
拮抗剂			
氟马西尼(针对苯二氮䓬类)	0.1~0.2mg	30~60s	30~60min
纳洛酮(针对阿片类)	0.2~0.4mg(静滴或肌注)	1~2min	45min

的半衰期均比它们对抗的药物短。

麻醉

绝大多数标准上消化道内镜检查可以在内镜医师指导下的镇静(或无镇静)条件下进行。但在有些情况下,麻醉医师的存在也很有帮助,因为有时全身麻醉是必需的,如儿童、醉酒者、难以镇静下来的患者,以及心肺状态处于高危情况的患者。丙泊酚(得普利麻®)是一种有用的短效麻醉剂,对于内镜操作似乎是理想的制剂。它具有较弱的遗忘作用且没有镇痛作用,因此常与短效的阿片类和苯二氮䓬类药物联合应用。在大多数内镜中心和国家,这种药物只能由麻醉医师给予。

许多其他镇静/麻醉方法都被测试和使用过,如患者自己控制的氧化亚氮和针灸。

其他药物

咽部麻醉(通过喷雾给药)在许多内镜中心都被采用,用来抑制内镜操作过程中呕吐反射的发生。当喷雾给药时不要让患者说"啊",因为这样会使患者的喉部接触麻药,从而抑制患者的咳嗽反射。一些内镜医师在使用镇静剂时都避免局部麻醉,因为他们认为这会增加误吸的危险。

过度的肠道收缩可以通过静脉注射胰高血糖素(增量 0.25mg,最大量 2mg)或丁溴东莨菪碱(百舒平®)20~40mg 而被抑制。

含硅乳液提前吞服或通过管道注射可以用来祛泡。

妊娠期和哺乳期

虽然这一领域还未被广泛研究,哌替啶被认为是妊娠期间内镜操作时用的首选药。咪达唑仑被美国食品药品监督管理局列为 D 类药,但可以在需要时以小剂量与哌替啶结合使用。如果要进行深度镇静,应由麻醉医师来执行。

给药后,镇静剂和止痛药在母乳中的浓度不同。一般来说,应用芬太尼后可以继续母乳喂养,这是哺乳期间芬太尼相比哌替啶的优势。产妇应用咪达唑仑后至少 4h 不能用母乳喂养婴儿。

恢复及出院

内镜被撤离后,护士检查完患者的状态,然后将患者转交给恢复室的工作人员进行护理。监护要一直持续到患者完全清醒为止。如果是标准镇静,通常需要 20~30min。如果是深镇静或全身麻醉的话,则需要更长的监护时间。

患者镇静后一旦咽部麻醉消失,就会想喝水。当患者已经达到离开的标准后,应穿好衣服,然后被带到一个谈话间,讨论内镜检查的发现以及进一步的护理。直到患者已被告知有关的内镜检查发现、可能产生的后果以及针对该结果的处理方案,一个完整的内镜检查才算完全结束。如果在内镜检查过程中对患者进行了镇静,那么在谈话过程中必须有家属在场,因为患者有可能出现延迟遗忘。此外,患者应由一名负责人护送他回家。应禁止患者开车、做重要的法律决定或操作重型机械。

出院指导应写在纸上交给患者,包括如下细节:

- 恢复饮食和活动。
- 需要重新服用、停用和开始服用的药物。
- 进一步就诊。
- 如何获知活检结果。
- 症状报告(联系谁),包括严重疼痛、肿胀、发热、呕吐和便血。

有的内镜中心还将出院指导打印出来,并提供与内镜检查结果相关的患者教育材料。这项服务将成为具有完全集成的电子胃镜报告和管理系统的自动化服务。

不良事件的管理

注意所有安全措施和注意事项将有助于确保大多数操作顺利进行。不管怎样,意外的事件总会发生,即使是在最好的技术和环境下。当出现意外时,内镜医师和员工很自然地会感觉到不好,尤其是当事情很严重甚至危及生命时。

最重要的是做好准备,并恰当处理这一情况。应当告知患者(或者家属)不良事件可能会发生,这是沟通和签署知情同意过程中完整且重要的一步,这是一种合适而且正确的表明并发症的方式。例如:"这儿似乎出现了穿孔。在此之前,我们觉得穿孔发生的可能性很小,但很遗憾,目前穿孔确实发生了。"

对患者的痛苦表示理解非常重要,医务人员要有同情心,但保持专业性并注重事实也很重要。过度道歉可能给人的印象是一些本可以避免的事故却发生了。不要试图去掩盖事实,应记录发生了什么,并与患者、患者家属、管床医师、主管领导以及风险管理办公室进行广泛交流。

医师动作要迅速。在处理并发症时,不论在医学上还是法律上,拖延都是很危险的。对于任何可能远程需要外科干预的事件,都要获得适当的影像学和实验室研究证据、专家建议和手术意见(来自了解情况的外科医师)。有时将患者转交给另一个同事或一个更大的内镜中心是明智的,但如果发生这种情况,应尽量保持联系,并表现出持续的兴趣和关注,使患者(及其家属)不会感到被抛弃。

推荐阅读

Guidelines on indications, sedation, risks and risk reduction can be found at www.asge.org, www.bsg.org.uk, www.gastrohep.com, and many other sources.

ASGE working party reports on adverse events, risk factors and complexity.

Cotton PB, Eisen G, Aabakken L *et al*. A lexicon for endoscopic adverse events: report of an ASGE workshop. *GIE* 2010; **71**: 446–54.

Cotton PB, Eisen G, Romagnuolo J *et al*. Grading the complexity of endoscopioc procedures; results of an ASGE working party. *GIE* 2011; **73**: 868–74.

Romagnuolo J, Cotton PB, Eisen G *et al*. Identifying and reporting risk factors for adverse events in endoscopy. *GIE* 2011; **73**: 579–85 and 586–97.

Allison MC, Sandoe JAT, Tighe R, Simpson IA, Hall RJ, Elliott TSJ, Prepared on behalf of the Endoscopy Committee of the British Society of Gastroenterology. Antibiotic prophylaxis in gastrointestinal endoscopy 2009. (available online at http://www.bsg.org.uk/images/stories/docs/clinical/guidelines/endoscopy/prophylaxis_09.pdf).

American Society for Gastrointestinal Endoscopy. Quality safeguards for ambulatory gastrointestinal endoscopy. *Gastrointest Endosc* 1994; **40**: 799–800.

American Society for Gastrointestinal Endoscopy. Multisociety Sedation Curriculum for Gastrointestinal Endoscopy. *Gastrointest Endosc* 2012:**76**: e1–e25.

Axon ATR (ed.) *Infection in Endoscopy. Gastrointestinal Endoscopy Clinics of North America*, Vol. **3**(3) (series ed. Sivak MV). Philadelphia: WB Saunders, 1993.

Bell GD. Premedication, preparation and surveillance. *Endoscopy* 2002; **34**: 2–12.

Cooper GS. Indications and contraindications for upper gastrointestinal endoscopy. In: *Gastrointestinal Endoscopy Clinics of North America*, Vol. **4** (series ed. Sivak MV). Philadelphia: WB Saunders, 1994, pp. 439–54.

Cowen A. Infection and endoscopy: patient to patient transmission. In: Axon ATR (ed.) *Infection in Endoscopy. Gastrointestinal Endoscopy Clinics of North America*, Vol. **3** (3) (series ed. Sivak MV). Philadelphia: WB Saunders, 1993, pp. 483–96.

Dajani AS, Bison AL, Chung KL *et al*. Prevention of bacterial endocarditis: recommendations by the American Heart Association. *JAMA* 1990; **264**: 2919.

Plumeri PA. Informed consent for upper gastrointestinal endoscopy. In: *Gastrointestinal Endoscopy Clinics of North America*, Vol. **4** (series ed. Sivak MV). Philadelphia: WB Saunders, 1994; pp. 455–61.

Quine MA, Bell GD, McCloy RF, Charlton JE, Devlin HB, Hopkins A. Prospective audit of upper gastrointestinal endoscopy in two regions of England; safety, staffing, and sedation methods. Gut 1995; 462–7.

Royal College of Anaesthetists. *Implementing and Ensuring Safe Sedation Practice for Healthcare Procedures in Adults*. UK Academy of Medical Royal Colleges and their faculties. Report of an Intercollegiate Working Party chaired by the Royal College of Anaesthetists, 2002. (available online at www.rcoa.ac.uk).

Rutala WA, Weber DJ. Creutzfeldt-Jakob disease: recommendations for disinfection and sterilization. *Clin Infect Dis* 2001; **32**: 1348–56.

Shepherd H, Hewett D. *Guidance for Obtaining a Valid Consent for Elective Endoscopic Procedures*. A report of the Working Party of the British Society of Gastroenterology, 2008. (available online at http://www.bsg.org.uk/images/stories/docs/clinical/guidelines/endoscopy/consent08.pdf).

Teague R on behalf of the Endoscopy Section Committee of the British Society of Gastroenterology. Safety and sedation during endoscopic procedures. Update 2003. (available online at http://www.bsg.org.uk/images/stories/docs/clinical/guidelines/endoscopy/sedation.doc).

第 **4** 章

胃镜诊断技术

第 3 章已经详细阐述了胃镜受检者准备工作的细节,以及胃镜检查的适应证和可能的风险。检查者与受检者都应确信胃镜检查是有价值且有技术内涵的,其设备及附件均为调配合适的。

受检者体位

受检者左侧卧于检查床,若需静脉输液,则留置于右臂为宜。床高要适合于检查者的高度。受检者的头应枕于小而牢固的检查枕上,以保持一个舒适的端正体位(图 4.1)。

应打开监控系统,通过鼻塞提供氧气,给予必要的镇定和咽部麻醉。戴好牙垫。

持镜方法

检查者面对受检者舒适而立,手持镜身使其以柔和的弧度放于受检者口中(图 4.2)。

检查者左手持胃镜操作部,左掌及无名指、小指紧握操作部,拇指置于"up/down"钮(图 4.3)。这样的握镜方式可使示指自由移动于气/水阀与吸引钮之间。中指应辅助拇指进行大幅度的"up/down"钮的操作。一些医师可以用左手大拇指操作"left/right"钮(图4.4)。旋转镜身也是操作里重要的一部分。

右手应推拉镜身,配合旋转并控制附

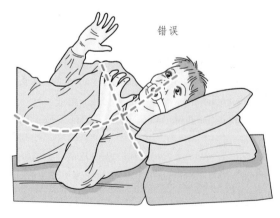
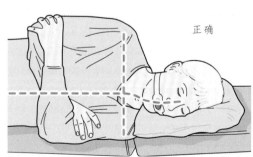

图 4.1　胃镜检查受检者的正确体位。

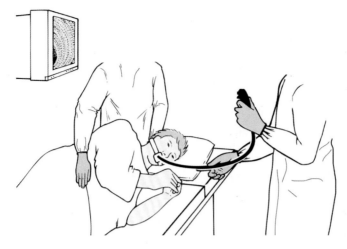

图 4.2　以自信及平衡的姿态保证镜身不弯曲,柔和地操作。

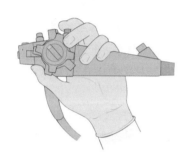

图 4.3　拇指置于"up/down"钮,与置于气/水阀的示指呈一定角度,中指辅助。

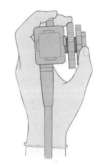

图 4.4　大拇指可以达到"left/right"钮。

件,如活检钳等。

进镜

应选择标准的直视镜进行检查,必要时调整白光平衡,润滑镜身前端,检查重要功能:

- 镜头弯曲。
- 气和水。
- 吸引。
- 图像质量。

应确认受检者平稳、舒适且护士准备就绪。应给予受检者镇静药物,使其难以做吞咽动作。受检者面向前方,颈部稍向后弯曲。大部分检查者在直视下进镜,有时需要盲进

或手指的引导。

直视进镜

直视下进镜是最好、最标准的方法。

(1)舒适地持住胃镜:左手持操作部,右手持镜身于 30cm 标记处。

(2)调试"up/down"钮的控制:以保证镜身前端在咽部内的正确纵向移动 (图 4.5)。调整横向移动控制钮或适当旋转镜身,使镜身顺利越过中线。

(3)使镜身前端通过牙垫和舌头:开始时要看着受检者,而不是看着屏幕。

(4)用左手大拇指控制镜身前端向上,直至其通过舌面。

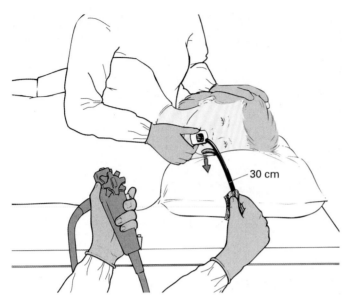

图 4.5　检查者在插入前调试镜身前端,以保证正确的纵向移动。

（5）现在看屏幕。由于内镜成环,图像是颠倒的,粗糙、苍白的舌面在图像的上部。在通过舌面的过程中,镜头和上腭的接触面要通过调整按钮保证置于图像的中心。

（6）舌的正中线或中部的凸面要保持在正中(图 4.6a),必要时可以旋转镜身。有时可以看到腭垂,应上打螺旋,以看到图像偏低的位置(图 4.6b)。

（7）轻柔地前进。会厌、环状软骨及其上的声带呈现在图像的上部(图 4.6c)。

（8）咽部的食管开口紧张性收缩,只有在吞咽时才一过性张开。下打螺旋通过环杓软骨的弧度(图 4.6d),向里前进。

（9）当镜身前端进入环咽的括约肌时,视野往往一片红。此时,可给气,轻柔地向前推进,嘱受检者做吞咽动作,几秒后,镜身可以滑入食管。如果有必要,应嘱受检者再次做吞咽动作,当括约肌打开时,轻柔地向前送内镜。

（10）仔细观察,当内镜滑入食管上段,注意有无憩室的发生。

（11）在这一过程中要注意:

• 动作轻柔,滑入食管入口。

• 伴随受检者做吞咽动作,轻柔向前。

• 鼓励受检者,如"吞咽,再次吞咽,好了,深呼吸",太多的语言会导致受检者紧张甚至一定程度的恐慌。

（12）如果图像迷失、舌面偏移或看到牙齿,则应退镜重新开始。

（13）保持轻柔。过力是危险的、没有必要的(视频 4.1)。

盲入法

盲入技术是基于侧视镜及逆行胰胆管造影而发展的,它和直视镜有细微差异,其主要是凭检查者的感觉。检查者要关注受检者,而不是屏幕。助手应协助保持受检者颈部轻微弯曲。检查者将镜身通过牙垫、舌面到达口腔后部,左手大拇指控制旋钮,下打螺旋通过舌面正中,进入咽部。镜身应轻柔向前,角度稍向下,在旋钮的控制下继续向前。镜身前端应保持轻微的压力,在 20cm 标记处到达牙垫位置时,嘱患者做吞咽动作。当镜身通过环杓软骨的平滑肌时有明显的突破感,很容易滑入食管。

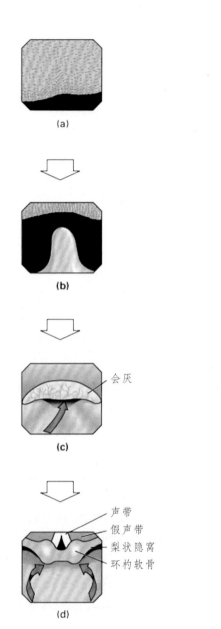

图 4.6 (a)沿着舌的中央。(b)经过腭垂。(c)会厌。(d)通过一侧环杓软骨的下方。

置入管

在直视镜下,检查者操作时不会进入气管,镜身和气管呈一定角度,通过平滑肌,轻柔地推进食管。必要时可以缩小管的开口,尤其是用大的胃镜引导时。内镜引导下放置鼻胃管是有效的胃腔引流手段,在胃镜引导下可以置入鼻胃管及鼻肠管。可以用导丝使管身加硬,这样可降低风险。

手指帮助插入法

这种方法不美观,仅用于在标准方法进镜失败时。胃镜的操作部由助手控制,以避免镜身接触成角控制。在插入镜身前,牙垫套于镜身外。检查者左手的示指与中指压于舌的后部,右手将镜身前端通过舌面,在左手手指的引导下通过咽的中部(图 4.7)。随后手指撤出,牙垫归位,嘱患者做吞咽动作。如果吞咽动作无效,镜身前端可能已经进入了左侧梨状窝。

常规诊断性检查

无论多么精细,胃镜通常能够检查全食管、胃和近段十二指肠。一次完整的检查有时可能是由于疾病本身或先前的手术而终止,有时是由于其他的原因而终止。

系统化的检查方法非常重要,其能够帮助我们降低漏诊病变的概率。

• 在直视下观察时,灵活使用气/水钮及吸引钮,在黏膜蠕动时减慢进镜速度。

• 在退镜时观察黏膜非常重要,这时黏膜已经完全被气体展开,有助于观察。但进镜时的观察也同样重要,有时不适当的吸引可能造成一些小的黏膜损伤,会造成诊断上的困难。

• 在进镜时发现病变是好的习惯,也可以取材行组织细胞学检查。

• 除了系统检查外,动作要精确,对于所看到的情况要在脑海中进行勾勒。操作时应避免不必要的移动和一处黏膜的重复观察,不少于 5~10min 的检查才能达到仔细、完整检查的目的。

胃镜安全检查的黄金法则是:

• 看不清时不要进镜。

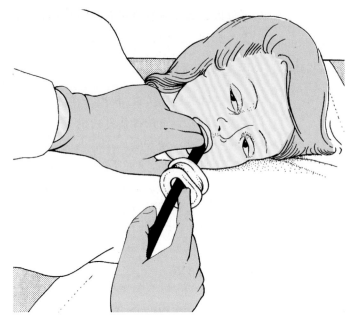

图 4.7　在两指的引导下盲入。

- 迟疑时，充气并向后退镜。

食管

食管（图 4.8）的延伸：

- 从环咽括约肌开始。
- 在左主支气管、左心房和主动脉后面。
- 至于食管胃结合部，一般成人位于距切牙 38~40cm 处，是食管浅粉色鳞状上皮与胃橘色柱状上皮的交界。此鳞状交界通常是不规则的，故称之为齿状线。在食管呈半膨胀状态时，食管胃结合部应位于胃反

折的顶部。粉色黏膜从胃反折的顶部向头侧延伸，要考虑是否存在 Barrett 食管，此时应进行活检以明确诊断，同时除外有无不典型增生。

正常情况下，横膈裂孔应在食管胃结合部处或紧邻其下包绕食管。可以嘱患者深吸气，这样能够清晰地观察，同时记录其距离切牙的长度。在不同的患者，齿状线与横膈裂孔的关系是有差异的，它和患者的体位、呼吸情况和胃的充盈均有关系。在正常人，胃黏膜在横膈上方 1cm。食管裂孔疝的诊断

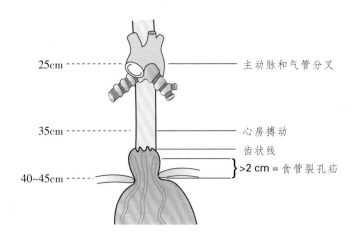

25cm ----- 主动脉和气管分叉

35cm ----- 心房搏动

齿状线

>2 cm = 食管裂孔疝

40~45cm -----

图 4.8　食管标志——有小的食管裂孔疝。

是齿状线比横膈上移超过 2cm。然而,从临床的角度考虑,更重要的是食管的病变,包括食管炎和 Barrett 食管等。

胃

如果不存在狭窄,胃镜可以顺利地在直视下通过贲门进入胃腔。食管远端通过横膈时通常与患者的左侧成角,因此可能需要稍微转动镜身,使其保持在正确的轴线上(图4.9)。除非贲门过于松弛,否则观察黏膜的视图可能会暂时模糊,此时前进的手会感到轻微的"突破"。如果前端在同一平面继续向前,会碰到胃小弯的后壁,因此盲目推入可能会有向贲门后弯的风险。因此:

(1)"左"旋(逆时针),以避开胃小弯,并给气以通过贲门。

(2)如果无法看到清晰的胃腔,稍微回撤内镜,使其远离胃壁或胃大弯处的胃液池。

(3)患者左侧卧位和仪器保持正确的角度,胃镜图像是可以预测的(图 4.10 和图4.11)。平滑的胃小弯在内镜医师的右侧,伴远处成角,胃大弯的纵向褶皱在左侧,其后面在下方。

(4)抽吸胃液池,以避免反流或吸入。

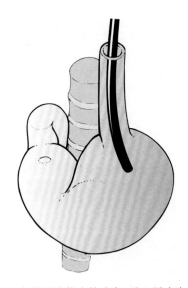

图 4.9 食管远端使内镜成角,进入胃小弯后壁。

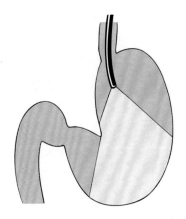

图 4.10 随着胃小弯处胃镜升高。

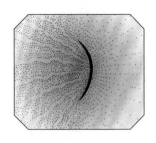

图 4.11 可看到远处成角, 和胃大弯纵向褶皱,胃液池在左侧。

(5)打进充足的气体,使得观察足够清晰。

(6)如果有过多的泡沫,从活检孔道注入硅胶(二甲硅油)。

通过内镜的旋转、前进、后退来检查胃的四壁。如图所示,内镜从胃体向胃窦前进过程中,镜轴顺时针旋转(呈圆柱形环绕脊柱)。扩张的胃呈夸张的 J 形,与内镜的轴平行,环绕脊柱(图 4.12)。

就这样,通过胃腔到达胃窦:

(1)角度更大。

(2)延轴顺时针旋转。

顺时针旋转大约 90° 可以观察胃角和胃窦(图 4.13)。镜头向上观察胃角,然后保持镜轴与胃体轴平行, 头端稍向下引动,便可观察胃窦(图 4.14)。应小心观察蠕动的胃窦、幽门管和幽门环。不对称的蠕动波是有助于诊断疾病的指标。

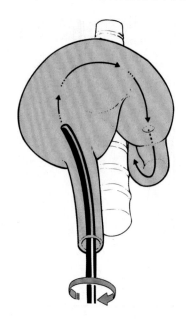

图 4.12　通往幽门和十二指肠的路径是围绕脊柱顺时针旋转的。

通过幽门进入十二指肠

通过幽门环直接进入十二指肠。使用左手调整角度,保持转矩在正确的轴方向上。

(1)将幽门环置于视图的中心。进入十二指肠球部,观察它的颗粒和苍白面(图 4.15 至图 4.17)。

(2)通过幽门时需要有耐心,尤其是存在痉挛或畸形的情况,调整镜头前端的角度或给气可以帮助其通过(图 4.17)。如果通过幽门阻力过大, 可能是因为镜身在胃腔内形成了环路, 此时应将其理顺并加快远端的通过。

(3)将镜身前端向后撤出几厘米,同时给入一些空气,以获得观察十二指肠球部的最佳画面(图 4.18)。

(4)在将镜身前进和撤退过程中通过前端的环行操作观察十二指肠球部。这个区域在幽门环外, 尤其是十二指肠球的下部,可能会因医师缺乏经验而被遗漏,因为他们担心内镜落入胃腔而不敢充分回撤。

(5)如果十二指肠运动障碍导致观察不清,可静脉注射解痉药。

(6)避免注入过多的空气,这可能会让患者感到不适。

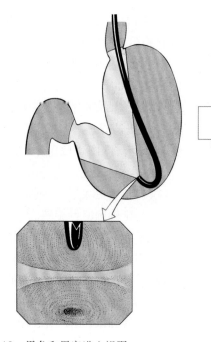

图 4.13　胃角和胃窦进入视野。

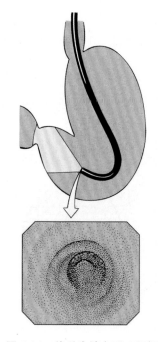

图 4.14　然后头端向下,可看到幽门。

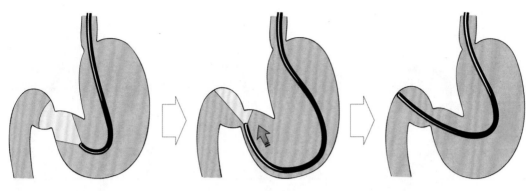

图 4.15　内镜通过胃窦。　　图 4.16　内镜进入幽门和十二　　图 4.17　内镜容易触及十二指
　　　　　　　　　　　　　　指肠上部。　　　　　　　　　　肠。

进入十二指肠降段

十二指肠上角是连接十二指肠球部和降段的重要标志(图 4.18)。为了进入十二指肠降部,要按照如下步骤轻柔操作:

(1)向前进镜。

(2)右旋 90°。

(3)角度向右。

(4)角度向上。

这个动作会产生一个围绕十二指肠上角的螺旋状运动(图 4.19),可以观察十二指肠降部的图像。现在,为了进一步进镜,不是简单地推进[因为这会在胃中形成一个大环(图 4.20)],而是回拉。矫直在胃中形成的环,并在此过程中有效地观察十二指肠(图 4.21 和图 4.22)。使用正确的"回拉并右旋"的方法,使镜身拉直,前端滑动至乳头区域,此时内镜插入仅约 60cm。直视镜对内侧壁上的十二指肠降部及乳头观察存在欠缺,侧视镜可以对这个区域更好地观察。

胃内反转(J 形)

观察胃底,通常最好的方法是向后弯曲内镜。为了安全完成这一步,需按如下步骤操作:

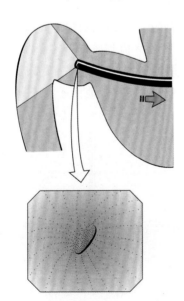

图 4.18　回撤内镜,可看到十二指肠上角这一重要标志。

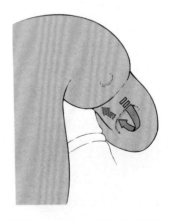

图 4.19　围绕十二指肠上角顺时针旋转内镜,同时向右和向上旋转。

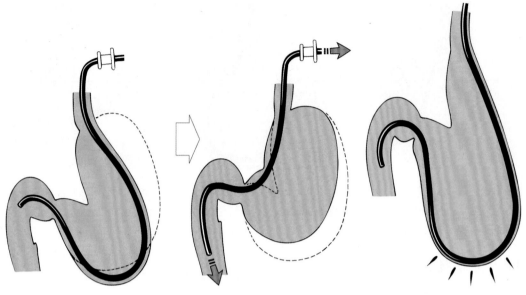

图 4.20　因为在胃大弯会形成环。　　图 4.21　回撤有助于使内镜进　　图 4.22　试图用力达到第三部
入十二指肠的第二部分。　　分只会在胃中形成一个环。

（1）将镜头放置在胃中央，或恰好超越胃角 。

（2）注入空气。

（3）角度旋转 180°（使用两个角度控制）。此时应显现胃角，沿胃小弯侧向外抽镜身，以显示出胃底（图 4.23）。

（4）回拉并慢慢地转动，以获得胃底和贲门的完整图像（图 4.24）。在两个方向上最大限度地旋转小表盘有助于观察贲门。

（5）不要拉回来太多，这可能会造成食管远端的风险。

（6）最后记得将角度控制返回中立位置。

检查过十二指肠后，胃处于后倾位，此时是最利于观察的，但要避免过量充气。部分患者（尤其是那些贲门松弛的）难以保持住足够的空气，只要有足够的视野就可以了。

在所有这些操作中，应尽量保持轴是直的（从患者的牙齿到操作者的手）。这不仅可降低内镜的压力，有利于调整方向，还能确保将内镜的旋转有效地传递到镜身前端。

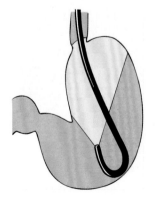

图 4.23　使前端向后弯曲 180°可看到胃小弯。

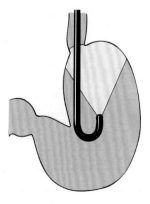

图 4.24　旋转弯曲的前端可看到胃底和贲门。

退镜

再次认真检查黏膜后可退镜。需要注意的是,胃体近端小弯侧是潜在的"盲点"。特别值得注意的是,为避免遗漏病变,内镜可沿小弯侧退出。请记住,退镜时要抽吸空气(和液体),并释放控制角度制动器(如果应用)(视频 4.2)。

最后,需要几秒钟安抚患者,向患者交代"干得好,这一切都结束了,我们将在几分钟内讨论一下……"

然后是内镜的清洁过程,重要的是不要让血液和分泌物干燥于内镜或孔道里。所以,要立刻做到:

(1)用湿抹布擦拭内镜。

(2)将镜头放置在水中并压下两个控制阀(从空气/水通道中冲洗掉任何黏液或血液物质)。

(3)将仪器交给护士或助理,开始清洗和消毒过程。

胃镜检查中的问题

患者不适

如果患者出现原因不十分明确的不适情况,内镜检查应迅速终止。如果安慰并不能使患者平静下来,应取下仪器,考虑给予额外的镇静或镇痛。如果插入时采用"盲插"的方法,可能会进入气管,表现为不常见的视野和患者剧烈的咳嗽。进镜时不适当的压力或注气过量导致的胀气可能会给被检者造成不适感。记住:在检查结束时,要吸出所有的空气,保证将胃的膨胀降至最低。在胃镜检查过程中,剧烈的疼痛非常罕见,如果出现剧烈疼痛,常表明出现了如穿孔或心脏意外之类的并发症。忽视一些报警信号是非常危险的。心动过速和心动过缓都

可能提示患者出现不适。

迷失方向

在有先天性畸形或严重疾病(如贲门失弛缓症、大憩室、疝气)或曾做过复杂手术的患者,内镜医师可能会迷失方向,镜身可能出现环形。用 X 线片仔细研究可能会有所帮助。在解剖学正常的患者迷失方向最常见的原因是,由于内镜或空气泵(其应在检查开始前进行检测)存在缺陷,导致注气不足所致。在患者合并脊柱病理性倾斜时,没有经验的内镜医师常会在胃底迷失方向。在通过贲门时,内镜前端应偏转到内镜医师的左侧和稍微向下的方向(图 4.25)。若向右转,则会翻转至胃底。如有疑问,应退出、注气、左旋并找到真腔。若出现异常的内镜图像,可能表明发生穿孔(有时患者并不是立刻就感到疼痛)。此时如有疑问,应立即放弃检查并行影像学检查。

不充分的黏膜图像

镜头有时会被液体或食物碎屑遮蔽,这时应稍微回拉内镜,注入空气,仔细检查空气泵是否工作正常,所有连接是否完好。应尝试控制喷水按钮清洗镜头。如果内镜头端

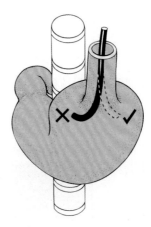

图 4.25　进入胃底时向右(而不是向左),可能引起向后弯曲,导致迷失方向。

被碎屑覆盖(或碎屑已经被吸到活检通道),冲洗未必有效。可以通过简单拆卸活检口的橡胶阀而释放压力,也可以用注射器对通道注水或空气进行冲洗。少量的食物或黏液遮蔽镜头,可以用水冲洗掉。胃内的气泡可以通过注入硅胶(二甲硅油)稀释的乳液而去除。

大多数患者会于胃镜检查前禁食,过量食物残渣的存在往往是重要的消化道梗阻的迹象。标准内镜孔道很小,只能允许很小的食物通过,长时间的尝试吸引会导致通道阻塞。通常可以沿着胃小弯越过食物,以便寻找远端梗阻病变。让患者变换体位至右侧卧位可以观察胃大弯。然而,在有过量液体存在的情况下,随时都可能发生食物反流和误吸的风险。内镜医师应识别风险,并及时停止检查。有时停止检查是明智的,有时患者经过适当洗胃后可以重复检查。

病变的识别

本书主要关注的是技术,而不是病变。关于识别病变,可参考一些其他优秀的图集。本书只强调一些要点。

食管

食管炎

食管炎通常由酸反流造成,在食管下段靠近胃食管交界处最明显。如果下段食管是正常的,而上段或中段食管出现炎症表现,可能不是由于酸反流(而是药物或病毒原因)造成。酸反流造成的黏膜充血水肿,掩盖了食管下段正常的血管模式,常没有明确的肉眼可见的齿状线。进而发展成纵行的食管黏膜破坏(图4.26),甚至形成更长的线性破坏以及相融合或沿圆周方向延伸的糜烂,导致更严重的等级(洛杉矶分类)。此过程的发展会形成食管狭窄(防反流的保护机制)。

Barrett 食管

Barrett 食管是长期酸反流损坏食管黏膜,造成潜在的癌前病变。胃镜下可见红色的胃型黏膜向食管近端延伸。此柱状上皮的扩展可以呈现"舌形"或"圆周状"(或两者兼有),有时在其中还存在"岛状"的鳞状上皮。应记录下该舌形或圆周改变的最大范围(以 cm 为单位)。按象限活检,沿舌形或圆周每 2cm 取一块活检,还要找寻肠上皮化生(Barrett 食管上皮)以及在其内的任何不典型增生(图 4.27)。尽管当时可能没有不典型增生,但每 2~5 年要进行胃镜监测。

食管癌

食管癌通常会导致食管腔不对称狭窄,伴有旺盛的异常黏膜增生,有时其突起的边缘会有不规则的溃疡。胃底的癌灶还可能向上延伸,侵犯食管。如果内镜能够通过狭窄获得贲门的后向视图,那么就很容易做出正

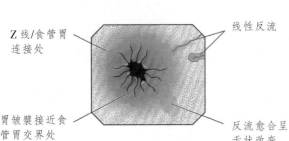

Z 线/食管胃连接处

线性反流

胃皱襞接近食管胃交界处

反流愈合呈舌状改变

图 4.26　在裂孔疝上方的微小反流改变,无须活检。

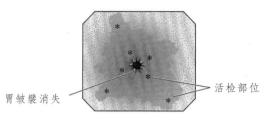

胃皱襞消失　　　　　　活检部位

图 4.27　Barrett 食管，进行活检。

确的诊断。

憩室

在食管中段或远段的憩室很容易被识别，但如果憩室位于食管上段或食管腔没有暴露清楚，镜头可能会误入憩室。缺乏视野或进行阻力大时，要向后撤退内镜，重新仔细观察。有些食管中段的憩室是由炎性肿胀和淋巴结肿大引起的，这些被称为"牵引憩室"。憩室有时会形成圈或环（如 Schatzki 环），或刚好接近食管胃连接处，此时可能不是很明显，这是由于内镜照明所限或广角镜头的失真所致。

静脉曲张

在食管的正常黏膜上，有纵行排列的蓝色扭曲隆起，为食管静脉曲张。它和身体其他部位的静脉曲张相似。

Mallory–Weiss 撕裂

Mallory–Weiss 撕裂是食管胃连接处一侧或环周的 5~20mm 的纵向黏膜撕裂。其常由干呕引起，但事实上仅 50% 的 Mallory–Weiss 撕裂病例存在干呕的情况。在急性期，覆盖有渗出物或血凝块的撕裂黏膜有时在内镜翻转时最易被观察到。

食管运动功能障碍

食管运动功能障碍应通过放射影像和测压来诊断，但其导致的结果（如食管扩张、假性憩室、食物潴留和食管炎）还是用胃镜观察更好，以排除梗阻病变。

贲门失弛缓症一般表现为食管扩张或食管无蠕动。有时内镜可以穿过食管下括约肌而通过贲门，这与反流性食管炎或恶性肿瘤所致的病理性狭窄形成鲜明对比。

胃

正常胃黏膜的外观是不同的，可全胃（如胆汁反流入胃）或局部变红（充血）。有时可见于沿黏膜皱襞隆起的长条纹。胃小弯局部黏膜（外伤性）变红伴（或不伴）淤点或水肿变化，往往存在于习惯性干呕的患者。如果黏膜充血与基础组织学胃炎不相关，应予以重视。活检时，应不放过任何可疑的地方。在有消化不良伴或不伴肉眼可见病变的患者中，当怀疑任何异常时，应取活检样本，并测试幽门螺杆菌。

胃皱襞

胃皱襞大小不等，镜下评估还取决于胃扩张的程度。非常突出的黏膜褶皱出现在 Ménétrier 病，最好的诊断是圈套活检。十二指肠溃疡患者经常有大的胃皱襞伴充血的斑点区域和过量的清亮残留消化液。胃黏膜萎缩时，没有黏膜皱襞（当胃扩张时），并且在苍白萎缩黏膜下可见血管。萎缩通常伴有肠上皮化生，其表现为小的灰白色斑块。

糜烂和溃疡

糜烂和溃疡是最常见的胃局部病变。小的（直径<5mm）和表浅的病变，没有瘢痕形成的迹象，通常被称为糜烂。急性溃疡和糜烂常见于胃窦，可部分被凝块覆盖。小的、光滑的、脐状凸起的水肿性糜烂往往沿着胃体褶皱呈链状分布。胃炎是一种慢性的组织变化。

典型的慢性良性胃溃疡通常是单发的,在胃角小弯侧最常见。它通常是对称的,边缘光滑且基底干净(除非侵蚀邻近组织)。多发的、鸟眼样溃疡(有时形状奇特且非常大)常发生在一些服用非甾体抗炎药(NSAID)的患者。

恶性肿瘤

如果溃疡边缘不规则(或边缘高低不平)、基底出血或溃疡周围黏膜异常,则怀疑恶性肿瘤。良性溃疡周围黏膜褶皱通常呈放射状分布,并达到边缘处。没有经验的内镜医师无法通过内镜下表现来区分良恶性溃疡,必须取到组织标本来判断。遗憾的是,在一些西方国家,当胃癌的内镜下表现已经很明显时,通常已经是晚期了。若不仔细观察胃的蠕动,弥漫性浸润性癌(皮革胃)可能会被漏诊,此时黏膜活检结果可能是正常的,但仍需高度怀疑。超声内镜(EUS)是诊断胃褶皱偏大原因的最好方法。

早期胃癌常类似于小的良性溃疡、慢性糜烂或扁平息肉。直径<1cm 的息肉样病变通常是炎症。然而,由于所有恶性病变都是由小的可以治愈的病变发展而来的,应在早期阶段发现并处理。不应该忽略黏膜隆起和粗糙,必须进行组织学诊断。黏膜下肿物常被正常黏膜覆盖,平滑肌瘤和异位胰腺(胃窦常见)通常有一个中心凹陷或火山口样改变。

十二指肠

十二指肠溃疡

十二指肠溃疡经常引起十二指肠球部和(或)幽门环持续变形。溃疡通常发生在球部的前壁和后壁,并且经常是多重的。当溃疡活动时,溃疡区会出现水肿和急性充血。瘢痕经常导致典型的"桥状"变形,这可能分开球体并可能形成假憩室。小的线性溃疡或瘢痕常顺着褶皱的顶点延伸。黏膜充血和参差不齐的白色渗出物(芝麻状溃疡)被定义为十二指肠炎。在十二指肠出现的小圆形黏膜息肉样隆起通常反映了潜在的 Brunner 腺增生或胃上皮化生(胃黏膜的异位岛状物)。十二指肠肿瘤常发生在十二指肠乳头附近。

在十二指肠降段的溃疡和十二指肠炎常提示 Zollinger-Ellison 综合征或潜在的胰腺疾病。克罗恩病可能与降段的小型口疮样溃疡有关,在组织学中可能存在典型的肉芽肿。

乳糜泻

乳糜泻的发病比过去更为普遍。典型症状是扇形的、小的肠道褶皱,反映了黏膜上的缺陷(类似咬伤)。另一个奇特之处是十二指肠降段至水平段充满了水。水会放大内镜下的图像。通常情况下,在水下很容易看到小绒毛前后摆动。如果绒毛摆动迟缓、减弱或缺少,可能怀疑是乳糜泻,并且应在十二指肠末端取活检。

增强染色技术

增强染色技术可以帮助识别不明显的黏膜病变,如那些在乳糜泻中的病变。最好用导管和精细的喷头靠近黏膜来喷涂染料(色觉检查)。染料会充满缝隙并标亮组织中不规则的地方。最常用的染料是靛洋红。活体染色是强化病变的另一种方法。着色剂,如亚甲蓝、卢戈液、甲苯胺蓝可能优先占据病变黏膜(如肠上皮化生)。荧光着色剂(通过静脉注射)可以在特殊情况下突出病变(如在紫光灯下)。光学技术,如窄带成像(NBI)和智能分光比色技术(FICE)在识别黏膜病变方面具有同样的优势。

样本采集

内镜检查和实验室工作人员之间密切

合作很重要。如果实验室人员参与样本处理与诊断,那么内镜样本的诊断结果将会是最准确的。将标本送到实验室时应提供其来源的精确细节和需要回答的具体临床问题。按照惯例,病理学家收到内镜检测结果(以及后续随访)后,应及时给出相关的报告。定期审查病理报告应该是内镜检查质量改进过程的一部分。

活检技术

活检钳应正对病变,这样可以对它施加稳定且直接的压力。如果钳子靠近内镜头端,压力更容易施加。同样,在取食管样本时,最好用活检钳靠着食管壁,通过调整内镜头端角度来处理。钳子应由助手轻轻且稳定地靠近和取出。中央有尖刺的活检钳更容易取标本,可从侧面接近病变(如在食管中)。有尖刺的活检钳在取出前可以同时对两个样本采集,当获得第二份样本时,尖刺可持有第一份样本。由于有刺破皮肤的风险,一些专家不喜欢用有尖刺的活检钳。

溃疡活检应从 4 个象限内的溃疡边缘取样。如果怀疑病毒感染,可以进行深部取样。当对增殖性肿瘤进行取样时,明智的做法是避免坏死区域,否则会获得非诊断性样本。

应该在和相关的病理学家讨论后,确定如何处理并固定样本的方法。有人选择把样本轻轻地平铺在纸或其他表面上,如纤维素滤器上(密理博公司等)。在管理多个小的活检标本方面,纤维素滤器具有相当大的优势,标本能很好地黏附在滤器上且很少丢失。此外,按顺序排放标本可以避免位置误差,这样能使病理学家在单个显微镜载片下观察到同时排在一排的 6~8 个连续的活检标本。取一个有横隔线或打印中线并在一端带有刻痕或标记的 15mm 条状纤维素过滤器(图 4.28a),用微量吸液管或牙签(避免针头刺伤)(图 4.28b),将每片活检样本从活检钳上轻柔地取下,准确地放在线上并展平(图 4.28c),之后在活检样本中加入定色剂(图 4.28d)。在实验室对其进行处理,将蜡安装在正确的方位(图 4.28e),通过滤器上的线条将活检样本切片(图 4.28f),之后进行着色和检查(图 4.28g),其中在任何

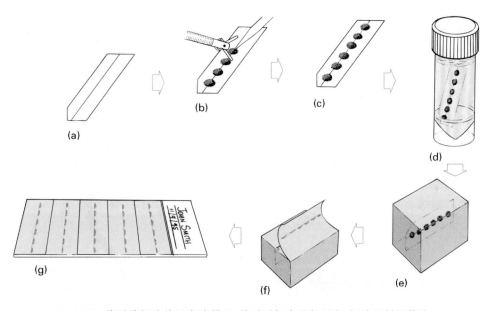

图 4.28　将活检切片放置在滤器上,然后对标本进行固定、切片和封固装片。

阶段都不要单独处理活检样本。如果需要观察黏膜结构（如吸收不良患者的十二指肠活检），那么在黏膜标本固定之前，可以用立体显微镜或放大镜来定位。

如果有必要检测幽门螺杆菌，那么应该从胃窦中取活检标本。如果怀疑有幽门螺杆菌，那么应在病理申请要求中详细说明，因为有些实验室没有对胃部活检切片做例行的幽门螺杆菌着色的职责。

活检部位常会出血，有时大量出血会影响活检，导致无法获得足够的样本。在这种情况下，应用水或 1:100 000 的肾上腺素溶液冲洗。出血本身几乎无临床意义。

细胞学技术

通常用一个能穿过活检孔道的刷子（图4.29）在直视下取得细胞学样本。刷子头部探出它的套筒，在病变表面部位反复摩擦和滚动，在溃疡底部和边缘的圆周范围内的样本都是可取的。之后刷子被拉回到套筒内并一起撤回。然后将刷子探出，在玻璃载片上擦拭 2~3 遍，之后在细胞干燥损伤前迅速固定。精确的准备方法应由细胞学家决定。刷子不能重复使用。图 4.30 的装置能够用来收集细胞学样本。

细胞刷检查的价值很大程度上依赖于细胞学家的技巧与热情。很多研究显示，使用细胞刷与活检结合起来的方法要比单一的活检更有效。事实上，绝大多数内镜医师会针对较难获得的病变（如紧绷且狭窄的食管）或难以重新采样的疑似病变保存细胞学检查。这种方法也普遍用于收集疑似白色念珠菌食管炎的样本。

黏膜下层病变取样

有黏膜下层病变（良性肿瘤）时，活检钳常取不到病变，因为镊子无法穿过黏膜基层。类癌除外，它们通常发作于深层黏膜，也总被误诊为正常黏膜。较大、较深的样本可以用透热勒除圈套取得，详见第 7 章。

获得更深层的组织样本的另一种办法是用针来获得细胞学检查样本。在这方面，EUS 引导细针吸取术很流行。

特殊情况下的诊断性内镜检查

手术患者

除非受到术后吻合口狭窄的影响，内镜检测是用来诊断和排除上消化道手术后黏膜炎症、溃疡、肿瘤复发的最好方法。内镜医师能够记录任何出口和吻合口的尺寸和形态，但钡餐和核医学技术能够提供关于动力和排空障碍方面的信息。

从广泛意义上来说，懂得术后患者的内镜下表现特征是需要经验的。术后解剖很难确定，特别是存在多个输出腔时。部分胃切除术、胃肠吻合术和幽门成形术会导致胆汁和肠液反流。这样会在胃里形成泡沫，从而影响内镜检查视野，所以应该用硅混悬液冲

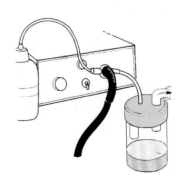

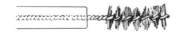

图 4.29　有套筒的细胞刷。　　　　图 4.30　用来收集液体标本的吸引瓶。

洗,以消除泡沫。术后胃很难保持有一个大的胃腔,应避免注入太多空气和肠道过度扩张。绝大多数经历过部分胃切除术或胃肠吻合术的患者都会有明显的黏膜充血。最初充血会接近吻合口,之后是胃萎缩,最后能看见灰白色的肠上皮化生斑点。在残胃中会有较大的致癌风险,特别是在吻合口附近。在这个部位出现癌症时,很难用内镜检测识别。如果临床高度怀疑恶性肿瘤,那么应该在吻合口 3cm 内的多个部位取活检。

部分胃切除术或胃肠吻合术后的溃疡通常发生在吻合口或吻合口之外。内镜诊断通常很简单,但吻合口下方的区域有时很难用直视镜观察完全。侧视镜对幽门成形术后患者的检测有不错的效果。许多医师在进行肠吻合术时使用不可吸收缝线,这会导致吻合口出现黑色或绿色线形或环形的溃疡。这些溃疡的临床意义还存在争议。在上消化道手术后的几天内,偶尔会进行内镜检查(有出血或吻合口阻塞时),在这种情况下,空气的注入量应保持在最低限度。

急性上消化道出血

这为内镜检查提出了特殊的挑战,详见第 5 章。

儿童内镜检测

在合适的设备和准备下,儿科内镜检查是相对容易的,检查技术与成人相似。两岁以上的儿童都可以使用标准成人的直视和侧视镜(直径为 8~11mm)。婴儿要用更小的儿科内镜(直径为 5mm)。

1 岁的儿童在做内镜检测时基本上不要用镇静剂。许多内镜医师喜欢给 1 岁到青少年中期的孩子用全身麻醉(特别是复杂的内镜检查),但有些医师希望患者处于有意识的状态。麻醉药物通常由小剂量的苯二氮䓬和大剂量的哌替啶(杜冷丁)组成。有时,

冷静或十分镇静的儿童在插管时也会出现短暂的不受控制,这时最重要的是要用毯子把其上半身和手臂完全束缚住,另外需要一名有经验的护士来负责咬合保护(和抽吸口腔分泌物)。当给十分幼小的儿童用大剂量的镇静剂或麻醉药时,可能会有吸入过多空气的风险,但在整个检查过程中,保持腹部暴露和定时触诊是比较明智的。仔细监控血氧饱和度和脉搏是必要的。

小肠的内镜检查

观察整个小肠或大部分小肠较为困难,不过近几年有了重大进步。现在十二指肠的降段和水平段能够用直视内镜检查了。通过拉回到直视的范围、胃部收缩和施加腹部压力,可以获得较好的结果(就结肠镜检查来说)。

肠镜检查。更长、更灵活的内镜能够深入到上层空肠,但这需要辅助设备。最简单的是加一个硬化的外套管来防止内镜在胃部弯曲。现在用球囊内镜和螺旋内镜能获得更好的效果。有经验的内镜医师可以用含有套筒和球囊的内镜来操纵大部分小肠。球囊作为一个断断续续的"视野"被反复矫正,然后前进。同类型的仪器可以从肛门进入来做回肠镜检查。螺旋内镜包含一个带"螺丝锥"的套筒,和球囊内镜有相似的效果。

胶囊内镜是消化内镜的一个里程碑式的革命。基本上就是患者吞下一个小型摄像机(巴西坚果那么大),由摄像机把图像传输到外部的接收器上。这些图像可以被很容易地检查。这一技术已经很普遍地用于原因不明的胃肠道出血患者。目前,它的应用已经拓宽到了对食管甚至结肠的检查。不过胶囊内镜目前没有任何治疗能力,所以当发现病变时,经常要再次定位然后做肠镜或手术。

推荐阅读

American Society for Gastrointestinal Endoscopy. The role of endoscopy in the surveillance of premalignant conditions of the upper gastrointestinal tract. *Gastrointest Endosc* 2006; **63**:570–80.

Cohen J （ed.） *Advanced Digestive Endoscopy: Comprehensive Atlas of High Resolution Endoscopy and Narrowband Imaging.* Massachusettes: Blackwell Publishing Ltd, 2007.

Cotton PB, Sung J （eds） *Advanced Digestive Endoscopy ebook; Upper endoscopy.* Blackwell Publications, 2008. （available online at www.gastrohep.com）.

Sidhu R, Sanders DS, Morris AJ, McAlindon ME. Guidelines on small bowel enteroscopy and capsule endoscopy in adults. Gut 2008; **57**: 125–36.

Atlas of Gastrointestinal Endoscopy, 4th Edition. Yamada T, Willingham F, Brugge WR, 2009. Blackwell Publishing Ltd www.endoatlas.com;

Willingham FF, Brugge WR. Upper Gastrointestinal Endoscopy. In: Yamada T （ed.） *Atlas of Gastroenterology*, 4th Edition. Oxford: Wiley-Blackwell, 2009. （available online at http://onlinelibrary.wiley.com/doi/10.1002/9781444303414.ch85/summary）.

第 5 章

上消化道内镜治疗

目前,消化科医师在上消化道疾病的介入治疗中发挥着重要作用。已成熟的技术包括处理吞咽困难(由良性和恶性食管狭窄及贲门失弛缓症造成),以及对息肉、胃和十二指肠狭窄、异物、急性出血的处理,营养支持治疗。其他创新疗法包括内镜治疗反流性食管炎,以及正在研究的关于肥胖的治疗。

良性食管狭窄

胃食管反流最常见的原因是良性食管狭窄。其他原因包括特定食管炎和感染、药物、食入腐蚀性食物、放射性、外源性压迫和介入性治疗(手术、内镜和放射)。

一般来说,当食管腔<约 13mm 就会发生吞咽困难。容易通过标准的内镜(直径为8~10mm)并不能排除问题,或可能需要治疗。

扩张方法

扩张仅作为整体治疗方案的一部分,应适当注意饮食、改变生活方式,并进行必要的药物治疗。外科手术仅适用于少数顽固性食管狭窄的患者。

扩张的技术和设备种类很多,但仅分成两大类:机械性(推进式或探条式)或球囊扩张器。虽然确切的机制尚不清楚,机械扩张器可以施加纵向和放射状的力量,扩张范围

可接近狭窄的远端,而球囊扩张器仅能施加放射状的力量跨越狭窄。

轻度狭窄可以在清醒条件下进行简单治疗,部分患者用加重汞的扩张剂(如马洛尼探条)。当食管狭窄部紧张或弯曲时,可以使用膨胀的球囊或探条逐级扩张(需要导丝指引),以确保正确放置。这两种方法都是有效的,并且它们的优缺点都是相对的。探条扩张的"感觉"好些,这可能是一个重要的安全因素。

某些狭窄更难扩张,特别是那些由照射原因或摄取腐蚀性食物造成的狭窄。探条逐级扩张的过程可能需要重复多次,扩张尺寸增加过快可能会导致穿孔。原则上,每次扩张过程不应使用超过三个尺寸的扩张器。

扩张会引起菌血症,所以对于有显著心脏病的患者,应给予抗生素预防心内膜炎(见表 3.1)。

球囊扩张术

扩张球囊可沿导丝通过内镜活检通道(图 5.1),长为 3~8cm,直径为 6~40mm(直径随着压力而变化)。大多数狭窄长度很短,但通常使用中等长度的球囊(约 5cm),因为它们相对于短的球囊不太可能"弹出"狭窄段。应使用润滑剂,也可以用硅胶球囊直接喷洒,或经内镜活检通道注入 1~2mL 硅油,

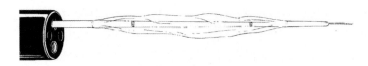

图 5.1　抽空了气的"内镜直视下"(TTS)的球囊扩张器和导丝。

随后推入 10mL 空气。用内镜评估狭窄段的直径，初始通常用小球囊紧紧束缚狭窄段，相当于狭窄段的直径。导丝和一个适当大小的球囊在内镜直视下轻轻穿过狭窄段，球囊应相当透明，以便在内镜检查过程中可以观察到狭窄的"腰"部，并判断效果。扩张球囊应用水（或造影剂）充满，按照制造商推荐的压力通常扩张 1~2min，但可能只要 30s 就足够了。

"内镜直视下"(TTS)的球囊扩张技术具有几个优点。它可以作为初始内镜检查的一部分，并且通常无须荧光镜监测。结果应显而易见，内镜可通过狭窄段完成内镜检查。

探条扩张术

不同等级的探条穿过导丝进行逐级扩张。这确保了扩张器正确地通过狭窄段（而不是憩室或坏死的肿瘤，或通过食管裂孔疝的壁）。此操作的安全性只存在于频繁使用 X 线透视，或使用外部带有固定标志的导丝时。当治疗紧缩和复杂的狭窄时，X 线透视监控必不可少。

Savary–Gilliard 探条很受欢迎。它们是简单的锥形塑料棒，带有无线电不透明标记（图 5.2）。探条有多种设计，可以从其他制造商处获得。探条的直径范围为 3~20mm。

探条扩张时应进行下列步骤：

（1）将导丝穿过内镜到达胃窦。

（2）移除内镜并检查导丝的位置（图 5.3）。这可在 X 线下来完成，或者通过检查在患者体外导丝的长度来完成。如果导丝有距离标志，保持距离门齿 60cm 标记。

（3）选择一个可以相对容易通过狭窄段的探条，润滑探条的尖端，沿导丝向下滑动探条接近嘴部。

（4）左手推动探条轴，同时用右手施加反向牵引。保持左肘关节伸展状态，以便"遇到"抵抗时，扩张器不能进入太远（图 5.4），这样减少了推进太快的机会。

（5）逐步增加探条直径尺寸的大小，反复检查导丝位置，但要遵守不要连续使用超过 3 个尺寸的探条的法则。

（6）扩张后，内镜检查扩张的效果。必要时可行活检和细胞学检查。

难治的狭窄

对于一些患者，加强扩张和最大限度治

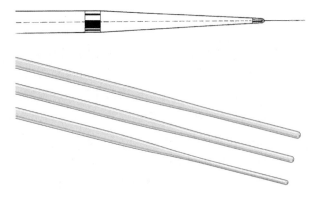

图 5.2　Savary–Gilliard（上）探条尖端和美国内镜下（下）使用导丝的扩张器。

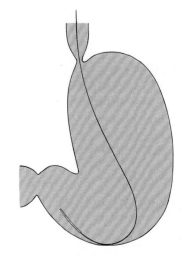

图 5.3　扩张器导丝定位在胃窦。

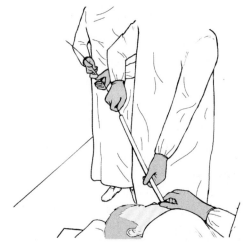

图 5.4　用左手推进扩张器并伸展肘关节，避免突然插入。用右手保持牵引导丝。

疗胃食管反流病并不足以缓解症状。几种可供选择的内镜技术已被用于治疗这种顽固性狭窄。

• 类固醇皮质激素注射。类固醇皮质激素注射入狭窄段可减少瘢痕形成，预防胶原蛋白沉积，增强局部分解。狭窄扩张之前，应用标准的硬化注射针在最狭窄区域的四个象限每点注射 0.2mL 的曲安奈德。

• 非金属支架。最近，可移动非金属支架被认为是难治性狭窄的可选择的治疗方

法。带覆膜的自膨式塑料支架近期已经显示出对良性狭窄治疗的有效性，但支架移位和胸痛的并发症限制了其临床总体成功率。生物可降解支架在短期（90 天）内有效，但也有很高的并发症发生率，可能需要连续支架置入，以保持临床疗效。

扩张后处理

患者应保持禁食状态，扩张后至少观察 1h。要认真对待任何疼痛主诉。如果怀疑有任何穿孔（穿孔在下文"食管癌的姑息治疗"中详细讨论），应拍摄胸片并行口服水溶性造影剂检查。如果进展满意，1h 后可试验喝水。然后指导患者保持饮食，再加上适当的药物治疗和随访计划。研究表明，良性消化性狭窄患者术后使用质子泵抑制剂，与使用 H_2 受体拮抗剂相比，可以降低对后续扩张的需求，因此应在术后使用质子泵抑制剂。在严重病例，几天内可重复扩张，随后每隔几周扩张一次，直到能够顺利吞咽。

贲门失弛缓症

食管测压是贲门失弛缓症诊断的"金标准"，但内镜检查对排除黏膜下或胃底恶性肿瘤也是必不可少的。贲门失弛缓症可行外科治疗或腹腔镜下手术、球囊扩张，或肉毒毒素注射治疗。

球囊扩张术

贲门失弛缓症患者食管内常有食物残渣。术前几天应让他们吃流质饮食并在术前洗胃。

许多不同的技术和球囊已被使用。球囊位置可在放射线下检查，或在内镜直视下见球囊状物（图 5.5），或通过后退安装在内镜轴心的球囊。我们选择内镜下放置导丝，在 X 线透视下确定食管下括约肌位置，然后在

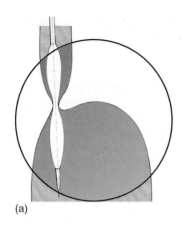

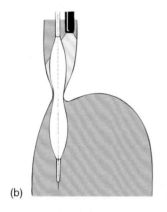

图 5.5 贲门失弛缓症球囊扩张（在完全扩张前）。(a)胸部透视检查。(b)直视内镜下检查。

X 线控制下用球囊扩张。

贲门失弛缓症球囊扩张直径可用 30mm、35mm 和 40mm。众所周知从最小的球囊开始，警告患者如果症状持续或复发快，重复治疗非常必要。

在推荐压力下保持球囊膨胀需维持长达 1min，并有可能重复。X 线透视观察球囊腰部；膨胀不足可能表明其他病理改变。相反，球囊腰部突然消失，可能暗示穿孔（穿孔在下文"食管癌的姑息治疗"中详细讨论）。

通常在球囊扩张操作后，会有一些出血，需要强制性密切观察至少 4h。在一些单位常规做胸部 X 线检查并行口服水溶性造影剂放射检查。内镜医师检查患者和 X 线片检查完成前，患者应禁食或在医师监视下给予试饮水。无并发症的患者可以在第二天恢复正常饮食。

肉毒毒素注射

可以直接应用内镜于下食管括约肌的区域注射肉毒素治疗，或在超声内镜引导下注射肉毒毒素。近期效果较好，远期效果尚待评估。

食管癌的姑息治疗

钡餐检查和内镜检查在评估食管肿瘤的位置和性质方面具有互补作用。超声内镜检查是最准确的分期工具。对于不适合外科手术的患者，内镜治疗可有助于缓解吞咽困难。然而，内镜医师应了解内镜治疗的局限性，并充分考虑患者的生活质量（和可能的生存持续时间），以衡量治疗技术的积极性。治疗后，获得一个足够大的管腔并不一定能恢复患者的正常吞咽功能。我们的目标是以患者的最低风险和最大方便，达到最适当的吞咽功能。

姑息技术

有几种方法可以用来缓解恶性吞咽困难。重度吞咽困难突然发病的原因可能是食团嵌塞，这种食团可以通过内镜技术移除。恶性狭窄可用带导丝的球囊或探条扩张，要十分小心，不要使肿瘤撕裂。多种不同的消融技术可减少外生性肿瘤。可用单极电热疗法，但很难控制损伤的深度，并且炭化发生快。局部注射毒性药物，如无水酒精（乙醇）也有效，但注射点难以预测。激光消融术（使用 Nd：YAG 激光）在前几年较为流行，主要是因为"无接触"技术看起来美观可取，但设备昂贵。类似的结果可以使用 APC（氩离子凝固术）来实现，这一技术较简单且便宜，且它具有切线式能量优势。

总之，消融技术对外生型病变是最有用

的,手术后或支架置入术后易复发。所有方法都有一些危险(穿孔率可达 5 %),且很少在几周以后仍保持有效。因此,人们越来越倾向于以放置支架作为主要措施。化疗、放疗和光动力治疗也可使用。

食管支架

使用食管支架有适应证,但插入食管支架非常具有挑战性,不容易被内镜医师或患者接受。最佳适应证是预后限于数周或数月的食管中段肿瘤患者,并伴有气管食管瘘。当肿瘤延伸到环咽肌下 2cm 以内,不能使用支架。支架可能由于角度及反流原因而运动到贲门区域。新支架带有抗反流机制,理论上可以减少这种并发症。

当吞咽困难由非常大的肿瘤引起时,必须非常小心,因为支架置入可能会危害气道。在这种情况下,优先行支气管镜检查较为合适,试验性球囊扩张可以判断食管腔内的直径。

支架种类

具有固定直径的传统塑料支架已在很大程度上被自膨式金属支架或塑料支架(分别是 SEMS 和 SEPS)所取代,因为它们更容易放置且危险性更少。SEMS 的许多类型现在都可用。它们因类型、直径、导丝类型(确定其膨胀性强度)、形状和尺寸,以及覆膜支架的存在与否而不同(图 5.6)。支架外面的这层膜有助于有瘘管的患者,并可减少肿瘤内生长,但必须暴露网眼,以防止其移动。食管支架管腔直径为 15~24mm, 长度为 6~15cm。它们被压缩成 6~11mm 的传送系统。大多数逐渐膨胀几天, 并完全并入食管壁,使它们不能被移动。支撑力较小的支架便于放置且耐受性好,但扩张不充分,无法缓解患者的症状,与球囊扩张一样。

较新的 SEPS 的概念类似 SEMS。金属

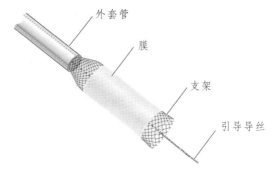

图 5.6　带覆膜金属支架。

支架的主要优点是能够被重新复位或移动。缺点包括一个较长、较难传送的系统和更高的移动率。目前,SEPS 的适应证是食管良性疾病。

支架置入术

患者术前应充分了解支架插入的目的、操作潜在的严重风险以及(一些)备选方案。应预防性应用抗生素。应进行放射和内镜检查仔细评估病灶,如有必要,可用探条(约 12mm)进行扩张,以确保内镜通过。内镜下用硬化注射针在肿瘤的上、下边缘注射造影剂做标记。

置入导丝,并在透视下检查导丝的位置,然后将带有导丝的支架系统推入,通过逐渐撤出外套管的方式释放支架。在透视下(使用造影剂的标记) 判断支架的正确位置,然后重复内镜检查。

支架置入后处理

由于即时穿孔和出血的风险,患者通常要在医院观察 24h 并进行必要的疼痛控制。约 2h 后做胸片和口服水溶性造影剂放射检查。4h 后如果未出现不良事件,给予清流食。

患者必须了解支架的局限性并需要维持半流食。医师应给患者提供相关建议的书面说明。过度饮食或不充分的咀嚼可导致梗阻。如果出现食物嵌塞,通常采用

内镜下圈套器、活检钳或球囊取走食团或使其破裂。

肿瘤过度增生导致的支架功能障碍,可通过内镜下消融术或置入另一个支架在第一个支架上来处理。SEPS 支架可取出。支架跨越贲门可出现胃食管反流问题。患者可能需要辅助睡眠,并用抑酸的药物。有时,化疗或放疗取得的有效效果可使支架移位。出于同样的原因,支架可能会自发地移动(特别是各种覆膜支架)。从胃部回收支架可能具有挑战性。

食管穿孔

在大多数情况下,内镜下选择最佳的方式治疗食管狭窄是相对安全的。然而,对于一些复杂的和恶性的狭窄患者,穿孔的发生是由于内镜医师经验不足或过于自信。食管良性狭窄率约为 0.1%,贲门失弛缓扩张率为 1%,恶性病变治疗率为 5%~10%。应采取循序渐进和谨慎的步骤,以减少风险。切勿仅因球囊或探条是可利用的,就使用最大尺寸的球囊或探条扩张。

早期怀疑并识别穿孔是成功处置的关键,无不适主诉应忽略。可疑穿孔的患者术后会出现痛苦和疼痛,这是常见的临床表现。皮下气肿的症状可能会在几小时内发生。应做影像学检查。当严重疑似或确诊穿孔,外科会诊是必需的。许多局限性穿孔可采取保守治疗,给予禁食、静脉补液和抗生素,放置带或不带吸引管的支架跨越穿孔部位。

手术和保守治疗(如果保守治疗显示失败,则是外科手术介入的时机)之间的选择往往很困难,回顾文献可显示存在不同且强烈的意见。当穿孔发生在颈部,保守治疗可能更恰当,因为纵隔不受污染,仅在必要时在局部做外科引流术。如果发现肿瘤穿孔,且无法通过外科治愈,可立即用带覆膜的支架贯穿肿瘤治疗。

胃和十二指肠狭窄

显著功能性狭窄可发生于胃或十二指肠疾病(肿瘤和溃疡)和一些外科手术中(如食管裂孔疝修补术、胃肠道吻合术、幽门成形术和胃成形术)。手术吻合口狭窄的球囊扩张通常是有效的(除了使用硅胶圈结扎的胃成形术的情况)。由溃疡引起的幽门十二指肠狭窄可以通过球囊扩张术缓解,但常见复发。胃、十二指肠恶性狭窄的患者使用自膨式支架扩张效果显著。

胃和十二指肠息肉和肿瘤

内镜下息肉切除术常用于结肠,多种技术(见第 7 章)可在胃和十二指肠中应用。息肉在胃和十二指肠的发生率远低于结肠,在食管也很少见。这些息肉中许多是无蒂的,大部分位于黏膜下,使内镜治疗更加困难和危险。应考虑透壁性病变的可能性,超声内镜有助于做出治疗决策,手术(或腹腔镜)切除也许较安全。于胃和十二指肠息肉根部注射肾上腺素(肾上腺素,1:10 000)可以更容易地切除,减少出血风险,一些内镜医师为同一目的使用套扎环。

日本已发展了内镜下黏膜切除术(EMR),用于切除 2cm 或更大直径的息肉。用盐水/肾上腺素注射的液体垫可使病变抬高,然后被吸入安装于内镜前端专用的透明塑料帽内,将圈套并入透明帽,然后切除病变(图 5.7)。

当出现胃黏膜增厚,而标准活检技术无法提供诊断时,也可以使用圈套电切除技术获得大的活检标本。

胃息肉切除术、EMR 及圈套活检技术可引起出血和穿孔。它们也可能留下溃疡,

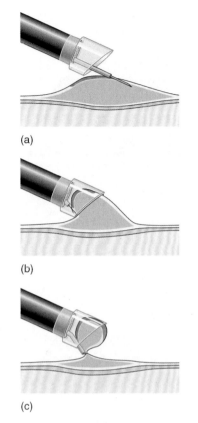

图 5.7 内镜下黏膜切除术。(a)在病灶下注入盐水垫。(b)病变被吸入透明帽。(c)用圈套切除病变。

术后需要使用抑酸制剂数周。

异物

异物常存在于儿童、牙齿不好的老年人、酒后或精神错乱的患者中。如果患者突然无法吞咽，特别是在 X 线片上看到丢失的物体时，问题就很明显了。然而，很多情况下不是那么简单，患者可能并不知道他们已吞食了异物。一些常见的物品(如骨头、饮料和罐头标签)是不透光的。因此，保持高度警觉非常必要。

胸部和腹部透视(侧位)是恰当的，有可能发现不透光的物体或食管穿孔迹象(如纵隔或皮下气肿)。吞咽水溶性造影剂检查有助于部分患者，但不是十分必要，尤其是完全吞咽困难时，可能会有潜在危害。

许多异物可以自发地通过，但在某些情况下，积极治疗应在数小时内开始。

对于以下情况，紧急处理是必需的：
- 患者无法吞咽唾液。
- 尖锐物品。
- 咽下了纽扣电池(可分解，引起局部损伤)。

异物的取出

嵌入环咽肌处或以上的物体，通常最好由外科医师用精确的仪器除去。目前使用柔韧的内镜在多数(但不是所有)情形下具有一定优势。内镜通常可以在清醒镇静下完成，但对于儿童和不配合的成年人，以及存在对气道的担忧时，应考虑予以全身麻醉。使用套管可增加治疗方式的选择(图5.8)。

食物嵌塞

静脉注射胰高血糖素(0.5~1mg)有助于松弛食管释放嵌塞的食物。不推荐使用肉嫩剂，因为其可能导致严重的肺部并发症。内镜下可用圈套器、三爪钳或异物篮取出单独的一块肉。另一种方法是在套管的末端使用强力吸引或袖套。注意不要在咽喉部丢失食物。嵌塞几小时的食物可被夹碎(如用圈套器)，并把碎块推入胃内，此时需谨慎(尤其

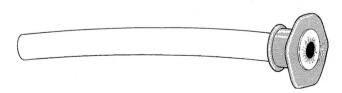

图 5.8 带口垫的外套管。

当有骨头存在时)。

多数有食物嵌塞的患者存在食管狭窄(由于良性反流狭窄或 Schatzki 环)。当食管狭窄不被检查并治疗前,内镜医师的任务是不能完成的。有时使用小儿内镜可越过食物并使用前端扩张狭窄末端,然后推送食物穿过狭窄区域。通常,可在食物取出时进行扩张,但如果有大量的水肿、溃疡或嗜酸性粒细胞性食管炎,应推迟扩张,因为这些情况会增加食管穿孔的风险。

胃石

胃石的形成是由于动物或蔬菜的纤维物质的聚合。它们通常与胃排空延迟相关(如术后狭窄或功能障碍)。大多数胃石包块可以用活检钳或息肉切除圈套器分解成碎块,但如果碎片不足够碎,则远端更多的食团可导致阻塞。已推荐用各种酶制剂(如纤维素酶)来促进分解,但这些很少是必需且有效的。最好插入一个大口径的灌洗管粉碎并取出大块胃石,用大注射器逐渐灌入和抽出 2~3L 自来水。其他技术包括注入碳酸饮料、机械或电动或体外碎石。对胃排空功能障碍的原因应进行评估和处理 。

可误吞的物体

可被误吞的物体的范围是惊人的。应移除嵌入在食管内的异物。尖锐的异物(如打开的别针)最好缩进外套管的前端取出(图 5.9),有时使用坚硬的食管镜会更安全。

大多数物体会自发通过并到达胃,但也有例外,需要早期干预:

• 锋利和尖锐的物体有 15%~20% 的可能引起穿孔(通常在回盲瓣),当其在胃和十二指肠近端时,应取出。

• 物体直径>2cm,长度>5cm 时不太可能自发地从胃通过,可能的话应尽量移除。

当纽扣电池到达胃时,通常是自发通

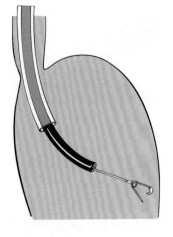

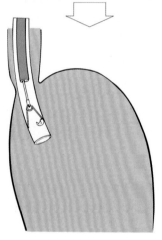

图 5.9　用保护套管取出尖锐异物。

过,应给予泻药加速这一过程。对于那些没有进入胃,仍滞留在食管的电池,应及时取出,因为它们接触食管壁会迅速导致管壁坏死和穿孔。

在做过幽门肌切开术的儿童,很少有异物从胃中排出。

内镜医师应抵制试图移除含有可卡因的橡皮套或其他硬性毒品的诱惑,因为药物破裂可能会导致巨大的药物过量。无症状患者可期待药物通过。使用聚乙二醇灌洗液是安全的,并可加速清除率。对于个别梗阻、穿孔或没有解药的吸毒患者(如可卡因),立即进行手术评估和移除是最安全的选择。

异物取出的金标准如下：

- 确信您的取出操作是必要的。
- 开始之前先思考，并在体外演练。
- 不要使情况变得更糟。
- 不要迟缓，以期获得外科或麻醉的援助。
- 在取出异物的过程中保护好食管、咽和支气管树(用外套管或气管插管)。
- 用抓取尾部的方法移除尖锐的物体。

取出装置

除外套管外，内镜医师还应有几个可用的内镜专用工具。有带爪钳或用来抓硬币的平板钳(图 5.10)，用于取肉类食物的三爪器(图 5.11)。切息肉的圈套器或取石篮可抓取许多异物。收集其他异物还可用回收网。在提取过程中，将防护罩放置在内镜前端可防止食管壁和咽壁遭受异物尖锐边缘的损伤。任何带孔(如钥匙或戒指)的异物都可以通过将一根线穿过孔来移除。内镜附有活检钳或头端带有圈套器进入胃，抓住一根线穿过异物的孔(图 5.12)，并从另一侧重新获取线。

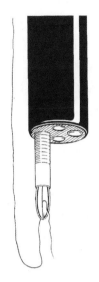

图 5.12　用异物钳带线往下从带孔的异物内穿过，如钥匙或戒指。

急性出血

急性上消化道出血[吐血和(或)黑便]是一种常见的医疗问题，内镜检查已成为其主

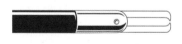

图 5.10　异物取出钳。

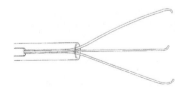

图 5.11　三爪钳。

要的诊断和治疗技术。急诊内镜是一项非常具有挑战性的工作，其有相当大的潜力和效益，也有一定风险。这些技术需要经验、勇气和判断力。安全方面的注意事项是最重要的。内镜医师应训练有素，熟悉设备，并有专业的护理人员配合。不稳定的患者应在重症监护环境下监督管理。应慎重给予镇静，并采取预防措施，以避免误吸。对于严重出血的患者，通常最好在全身麻醉，并伴有气管插管，保持气道通畅的情况下进行检查。

一些不同的内镜技术已经发展成熟。这些技术包括注射生理盐水/肾上腺素或硬化剂或纤维蛋白、套扎、热探针(热探针、双极或单极电凝法、APC 和激光)和钛夹。内镜缝合技术很快就会被增加到上述行列。许多试验比较了不同的技术，但内镜医师的经验和对特定技术的熟悉程度是能否成功的最重要决定因素。激光凝固术开始流行，因为它无须接触病灶，所以被认为是比较安全的。然而很明显的是，定向压力探针(注射治疗时)提供了一个重要的填塞和"接合"效果(见图 5.18)，并增加了可以治疗的血管的尺寸。

及时的内镜检查很重要。对病情比较稳定的患者,检查可推迟到合适的时间(如第二天早上),但在特殊情况下,内镜团队必须在几小时内行动起来(立即复苏后)(见表 5.1 和表 5.2)。

急诊内镜检查的适应证包括:
- 需要介入治疗的持续活动性出血。
- 可疑静脉曲张出血。
- 存在主动脉侧支。
- 重度直肠出血。
- 老年患者出现心血管损害的表现。

洗胃

血凝块可能掩盖胃和十二指肠的视野。即使用大口径管洗胃,也很少有效。用大通道(或两个通道)内镜可以更好地冲洗和吸引。一种替代方法是在开始时使用一个内镜外套管(图 5.13)。如果出现鲜血,内镜可以移除,且血凝块可以通过灌洗直接被吸入外套管,洗胃就能顺利进行。

即使胃没有完全排空,诊断通常也可以

表 5.1　Rockall 评分

	0	1	2	3
年龄(岁)	<60	60~79	>79	-
休克程度	收缩压>100mmHg,心率<100 次/分	收缩压>100mmHg,心率>100 次/分	收缩压<100mmHg,心率>100 次/分	-
伴发疾病	无	-	心力衰竭 缺血性心脏病	肾/肝衰竭 癌症扩散
内镜诊断	Mallory-Weiss 撕裂 无病变	其他	上消化道恶性肿瘤	-
出血口	无或仅有黑点	-	血管可见或喷血,有血凝块	-

表 5.2　Glasgow–Blatchford 评分

(a)尿素氮(mmol/L)	评分	(c)收缩压(mmHg)	评分
≥6.5,<8.0	2	100~109	1
≥8.5,<10.0	3	90~99	2
≥10.0,<25	4	<90	3
≥25	6	(d)其他	
(b1)血红蛋白(男性)(g/L)		脉搏≥100 次/分	1
≥120,<130	1	黑便	1
≥100,<120	3	晕厥	2
<100	6	肝脏疾病	2
(b2)血红蛋白(女性)(g/L)		心力衰竭	2
≥100,<120	1		
<100	6		

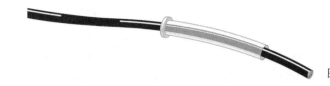

图 5.13　带有外套管的内镜。

确定。病变很少在胃大弯侧,血液一般聚集在左侧位。改变患者的体位可稍微提高检查效果,但转向完全右侧位是危险的,除非保护气道通畅。

使用药物制剂替代洗胃,如甲氧氯普胺或红霉素可加速胃排空。研究表明,静脉注射单剂量红霉素优于内镜检查,可显著改善可视性并降低第二次内镜检查的必要性。

出血病变

病变可引起急性出血是众所周知的。内镜突显了一个事实,即许多患者被发现有一个以上的黏膜病变(如食管静脉曲张破裂出血和急性胃黏膜糜烂)。因此,对每一个出血的患者,不论在过程中看到什么,应对患者的食管、胃和十二指肠表现进行完整的检查。只有当病变在内镜检查时处于活动性出血状态,或显示特征性红斑,如附着血凝块的溃疡或可见的血管,才可将其作为出血源。如果患者出现吐血,且上消化道胃镜检查示仅有单个病灶(即使没有任何这些特征),那么它很可能是出血源。如果患者出现黑便,或者检查是在出血 48h后完成的,那么就没有必要进行急诊内镜检查,因为急性病变,如黏膜撕裂和糜烂可能已经愈合。同样,静脉曲张也不必立即行急诊内镜检查,除非正在出血或表现出特定的特征。

静脉曲张的治疗

对于正在出血或最近出血的食管(和胃)静脉曲张患者,可以通过内镜来进行有效的治疗。预防性治疗仍有争议。干预活动性出血具有挑战性。患者通常非常虚弱,看起来状态很差。倾斜头部略向上可有助于患者,或用胃气囊牵引来减少血流。通常明智的做法是推迟内镜检查达数小时,以待药物治疗效果。Sengstaten-Blakemore 管填塞或经颈静脉肝内门体静脉分流术 (TIPS)可能较为合适。

根除静脉曲张通常包括一系列治疗。内镜处理应该被看作是患者整体治疗的一部分。可用的技术包括套扎、硬化剂注射及联合治疗。钛夹和圈套最近也被使用。

静脉曲张套扎

套扎目前被认为是首选的方法,因为它相对于硬化治疗较少引起溃疡和狭窄。市场上可买到的套扎装置包括用于内镜前端的密封套筒、预装有橡皮圈的内筒和拉发线(图 5.14)。曲张的静脉被吸入套管,同时释放拉发线上的橡皮圈。多环套扎器应用多个橡皮圈,每隔 1~2cm 以螺旋向上的方式套扎。

套扎也可适用于胃静脉曲张和小溃疡(如杜氏病变)。多环套扎器的缺点包括活动性出血中可见度和可操作性差,尤其是环结扎后内镜返回进入胃内较为困难。

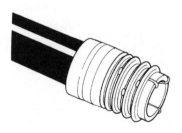

图 5.14　食管套扎设备。

硬化注射治疗

硬化注射疗法已使用几十年了。许多辅助设备也已描述过了,包括带有侧窗和使用球囊的外套管,或是在胃内压缩远端曲张静脉,或是如果发生出血,在自身视野内可以压迫止血。然而,大多数专家使用简单的"自由手技"法,用标准的活检通道和可伸缩、柔韧的注射针(图 5.15)。注射针直接注射到曲张静脉内,从接近贲门(及出血点下方)开始,并大约间隔 5cm 螺旋形地由下向上操作。每次注入硬化剂 1~2mL,总计 20~40mL。

注射针在静脉曲张内的精确位置可以改善注射结果,减少并发症。然而,一些专家认为,静脉旁注射也有效,但它往往很难鉴别已经取得的效果。如果拔除针时发生出血,通常将内镜伸到胃里,有助于压迫出血区域。如果翻转内镜,就可以直接压迫食管胃结合部的出血。

硬化剂

有几种化学药剂可用作硬化剂,如鱼肝油酸钠(5%)和十四烷基硫酸钠(STD)(1%~1.5%)在美国很流行。聚多卡醇(1%)、乙醇胺油酸盐(5%)和 STD 在欧洲广泛使用。疗效、溃疡和并发症的风险结合在一起,因此这是损伤及纤维化愈合过程,硬化剂可以根除或消除交通静脉,但也可引起狭窄。内镜聚合物注射是另一个选择。两种氰基丙烯酸盐黏合剂通常在美国不可用。这些聚合物与水的材料接触几乎会立即固化。内镜医师和护士必须小心使用硬化剂,使注入

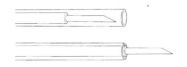

图 5.15 可伸缩硬化治疗针。

有效,以防止粘住内镜。硬化剂的效果极佳,特别是对于胃静脉曲张(标准硬化疗法治疗不满意者)。许多患者在套扎或硬化疗法后很快复发,可在急诊情况使用这一技术。其他"黏合剂"正在被评估。

静脉曲张治疗后的护理

静脉曲张的治疗风险包括急诊内镜的所有并发症(特别是肺抽吸术)。

患者常有短暂胸痛、吞咽疼痛和吞咽困难。他们应维持软食几天,避免任何药物刺激或引起出血,并采取抑酸剂治疗。在急性出血情况下,重复治疗大约需要每星期一次。延迟并发症包括食管狭窄,这是硬化剂术后最为常见的。食管狭窄可以谨慎地使用标准扩张方法来治疗。

溃疡出血的治疗

十二指肠溃疡和胃溃疡是急性出血的常见原因。约 80%的溃疡出血将会自发性停止。预测哪些患者可能再出血并针对他们进行内镜治疗非常重要。我们根据最初患者的出血量的多少、总体情况,以及红色征的存在与否而决定是否给予内镜治疗。

溃疡瘢痕

当考虑治疗方案时,下面的红色征可以为治疗提供有用的指标:

• 在 70%~80%的患者中存在活动性"喷血处",继续出血(或很快再出血)。

• 溃疡伴有"可见血管",有 50%的概率会再次出血。

• 溃疡伴有"附着凝血块",有 25%~30%的概率会再出血。

• 溃疡基底清洁,不再出血。

一个重要的问题是只为了检查这些红色征而冲洗溃疡基底的血凝块这种方法是

否正确。大多数内镜医师对于高危患者这样做，显示出他们在治疗中的自信。

治疗方式

目前最流行的止血方法是注射、热探针、双极探针和联合法。钛夹的使用越来越多，其被认为与其他方式一样有效。

• 注射治疗。应用硬化治疗针在出血点周围每点注射肾上腺生理盐水（1∶10 000）0.5~1mL，共计达 10mL。有些医师喜欢使用小剂量无水酒精（乙醇）（每点 0.1mL，共计 1~2mL）或使用乙醇与肾上腺素联合治疗或联合硬化剂来治疗静脉曲张。

• 热探针（图 5.16）可提供一个恒定的温度，即 250℃。首先填塞，然后应用能量为 30J 的多个脉冲。

• 双极（或多极）探针（图 5.17）给予双极电凝法，这被认为比单极电热疗法安全（它产生不可预测的破坏深度）。使用较大的 10F 规格探针以 30~40W 持续 10s。

这些治疗设备共享一些共同的原则，都可以独立应用，但（除注射外）如果可能的话最好是正对着使用。当血管有活动性出血，直接探测血管压力或滋养血管将减少血流，提高治疗效果（图 5.18）。双极探针和热探针合并组成冲洗喷水管，有助于防止粘连发生。

• 联合治疗包括注射肾上腺素，紧随其后应用热凝固治疗。这一方法优于用单一疗法治疗有活动性出血或附着血凝块的溃疡。单一疗法对没有血管出血的溃疡仍然足够有效。

• 止血夹（图 5.19）。金属夹可以在内镜下应用，尤其是对于小的出血性溃疡（如 Dieulafoy 病变），也可用于贲门黏膜撕裂及大的可见血管。

判断终止治疗的时间

即使遇到重大困难也不应拖延治疗方案，因为风险会随着时间的推移而增加。对于一些患者和病变而言，用内镜介入治疗可能是鲁莽的，此时外科手术治疗可能更合

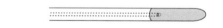

图 5.16 尖端涂有聚四氟乙烯的热探针，伴有出水口。

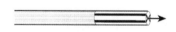

图 5.17 带有中央喷水管的多极探针的尖端。

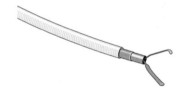

图 5.19 止血夹。

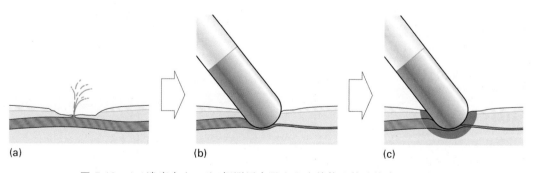

图 5.18 (a)溃疡出血。(b)探测压力阻止血流并使血管壁接合。(c)凝固。

适,例如,一个十二指肠后壁巨大的溃疡,可能涉及胃十二指肠动脉。血管造影治疗在这些情况下有效。

治疗后随访

单一的内镜治疗不是一个非此即彼的事情。如果出血持续或反复,那么继续其他医疗措施,维持密切监控,提前计划进一步干预措施非常必要(药理、内镜、放射或手术)。除非病变完全愈合,否则工作不能完成。内镜治疗后静脉内注射质子泵抑制剂(PPI),然后口服 PPI 并根除幽门螺杆菌,可以降低近期再出血的风险。

血管病变出血的治疗

所有内镜治疗方法都可用于血管畸形的治疗,如血管瘤和毛细管扩张。薄壁器官(如食管、十二指肠)全层损伤和穿孔的风险比在胃里要大。病变直径>1cm 应小心处理,从病变外围向中心治疗,以避免引起出血。双极和热探针及 APC 可以很好地控制出血。

止血的并发症

内镜止血最主要的危害是吸入性肺炎和引发进一步出血。很难知道内镜治疗后非自然发生的刺激性再出血的发生概率,然而突发的即刻出血并不常见,通常是可以被控制的。利用咽部吸引和头低位,或者气管插管保护气道通畅,可以降低吸入性肺炎的风险。任何治疗方法过于粗暴都可能造成穿孔,尤其是急性溃疡,因为食管壁没有纤维层保护。

肠内营养

内镜医师有几种方法可以帮助那些需要营养辅助的患者。可通过放置鼻饲管提供临时营养支持。长期营养支持需要创建胃造口术(或空肠造口术)。

喂养和减压管

短期喂养管(和胃减压管)通常在床旁盲目地放置,但也可在荧光引导下或内镜下沿导丝放置。必要时可以使用内镜下的两个直接方法,如通过幽门或外科孔推进喂养管。有沿通道法和沿内镜法两种。

沿通道法

这是最简单的技术,需要通过大孔道内镜放置 7~8F 的塑料管,穿过直径 0.035 英寸(0.089cm)的标准导丝(400cm 长)(图 5.20)。在内镜直视下营养管和导丝通过幽门,随后在 X 线透视下检查通道。当管子前端处于正确位置时,撤出内镜,同时通过内镜进一步推进营养管(和导丝)。最后,拔除导丝,营养管被改为从鼻子通过。另一种方法是导丝通过内镜活检孔道进入小肠位置,移除内镜,然后沿导丝插入位置置入营养管。

沿内镜法

这种技术允许放置比内镜管道更长的

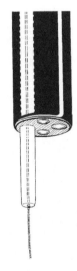

图 5.20 营养管和导丝通过内镜大通道。

管子。用一个或更多个导丝支撑营养管。短长度的缝合线附着在营养管末端,并用圈套器(图 5.21)穿过内镜孔道抓住线末端。进镜近幽门。然后在内镜直视引导下圈套器和营养管通过幽门(或吻合口)。一旦在适当的位置(通过荧光透视检查),释放缝合线,并退出内镜。将该营养管的近端从口改道至鼻部穿出。通过荧光检查营养管最后的位置,退出在胃里盘绕成环多余的营养管。

最近在该方法基础上修改的一个方法已被证明有效。营养管(用一个或更多个导丝重新加固)穿过鼻子进入胃内。内镜通过口腔,推动营养管的前端穿过幽门。然后内镜伴随营养管进入十二指肠。营养管通过内镜和营养管之间的摩擦前进。将营养管固定在鼻部,撤回内镜至幽门,然后再推动营养管前进更深。

经皮内镜下胃造口术(PEG)

鼻饲可以用几周但不方便且不稳定,它可能导致吸入性肺炎。PEG 是目前普及的长期喂养方法,并且可以允许慢性神经障碍患者从急症医院转移到疗养院。PEG 技术可通过使用适当的管子延伸到喂养用空肠造口术。

PEG 与胃造口手术的比较研究显示,内镜的方法有一些优点,但手术(和腹腔镜)

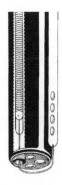

图 5.21　用活检钳或圈套器抓住线末端,内镜携带营养管前进。

的选择也应予以考虑,特别是在内镜方法可能更困难或更危险(例如在胃手术后)的情况下。

通常给予抗生素可降低皮肤脓毒症的危险。

PEG 有两种主要的放置方法:"拉动式"和"推动式"方法。

"拉动式"技术

这个技术是原始方法,不过仍然是最常用的。

(1)内镜进入胃内,检查胃出口。

(2)患者向后转,胃内充满空气,保持房间昏暗(当使用光纤维内镜时,这尤其重要)。

(3)内镜的前端朝向胃前壁。

(4)助手透视观察腹壁并用手指留刻痕于腹壁。

(5)内镜检查,可在胃体恰当部分看到刻痕。

(6)辅助前腹壁标记,应用消毒剂,并浸润局部皮肤、皮下组织和筋膜进行麻醉。

(7)用尖刀片做短皮肤切口(5~10mm),延伸到皮下脂肪。

(8a)助手推 18G 注射针管(上装一个半满水的注射器)通过前腹壁,初始穿入后吸气。在内镜检查可见针之前,空气不应回流(表明是在胃里,不是在另一个器官,如结肠)。

(8b)经内镜放置一个圈套器在刻痕前面,进针,维持胃膨胀。

(8c)将一根线穿过针,并用圈套器抓住(线的两端有环,长度至少为 150cm)(图 5.22a)。

(9)从口腔撤回带有线的内镜和圈套器(图 5.22b),确保线的外端保留在腹壁外。

(10)PEG 管被连接到从口中出来的线环上,然后被下拉进入食管(图 5.22c)并经腹前壁(图 5.22d)。不要拉紧 PEG 管,以免

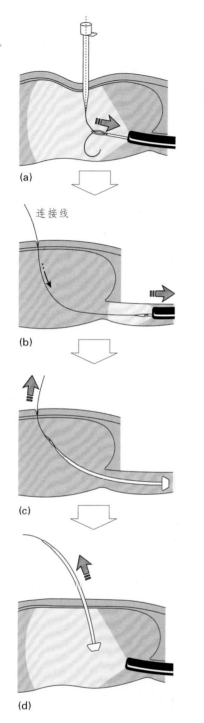

图 5.22　PEG。(a)抓住连接线。(b)牵引连接线经过口腔。(c)下拉 PEG 管进入食管。(d)拉保险杠到胃壁。

胃壁受压坏死。留 1cm 左右的"空"，作为内镜下判断。

(11)缩短 PEG 管，然后用各种盘状装置固定在皮肤上。

(12)如果没有并发症，操作后当天就可以开始喂养(最初试验性地饮水)。

(13)告知患者和所有相关护理人员 PEG 管护理的详细说明，以及如果出现问题时该做什么。

(14)通常约 2 个月后将初始管替换成平坦按钮喂养。

"推动式"技术

这一技术遵循上述步骤(1)~(8)，固定针管在胃内位置，用内镜在它前面摆好姿势。然后推入长直导丝穿过针管，用内镜圈套器抓住导丝。从口腔移出内镜和圈套器，这样穿过腹壁和胃壁，从口腔伸出一个长导丝。保持导丝两端张力，然后用一个特定的 PEG 管沿导丝下滑。当该管退出腹壁时抓住它的前端，并将其拉入就位。

直接介入技术

在一些国家应用这一技术，特别是对于放射科医师。营养管穿过腹壁，而不是从口腔拉下来。在透视下用鼻胃管使胃充气扩张。将一个针内导管、套管针和直导丝穿过腹壁进入胃内。一个接一个的扩张器穿过导丝，最终在套筒内插入 PEG 管。移去套筒，撤回 PEG 到适当位置。这种方法消除了 PEG 管经过口腔的污染，但难以选择正确的穿刺位置，除非使用内镜。有时也很难推动套管针和导管通过腹壁和胃壁。一种新的改良技术(PEX-ACT)使用专门的针和环来创建缝合线，在插入大口径 PEG 管之前将胃壁固定在腹壁上。同样，这需要使用内镜使内部可视化。

PEG 的问题和风险

PEG 术不能在食管狭窄的患者中进行，因为食管太紧，不允许内镜通过。曾经接受过腹部手术，特别是胃部分切除术，和有胃静脉曲张、显著腹水及肥胖者，这一技术的难度和风险都很高。

PEG 的特殊风险

PEG 有三种主要的风险。

• 穿孔/瘘管。为避免损害其他器官（如结肠），务必保证良好的透视，并用泡沫检查。少量腹腔积气并不少见，通常是良性的，但较多的和持续的泄漏需要手术矫正。

• 可发生局部感染（甚至坏死性筋膜炎），特别是当皮肤切口太小或管子拉得太紧而贴着胃壁时容易发生（最常见的错误之一）。术前应用抗生素可降低这种危险。

• 管子脱落可导致腹膜炎，并可能需要手术修补。通常管子脱落 10~14 天后会留下一个瘘管（12~24h），在此期间可以更换管子（小心）。

经皮内镜下空肠造口术(PEJ)

通常建议空肠营养，以减少误吸的危险，尤其是对于胃食管反流和胃轻瘫的患者。空肠造口管可能（在内镜引导下）通过已建立的 PEG 通道插入，或在最初 PEG 穿刺时用特殊的商用工具包(PEG-J)。将管尖置于空肠的技术类似于上面描述的鼻肠管的"沿内镜"方法。通过类似的透视/穿刺技术将空肠造口管直接置入小肠，避免手术或放射介入的需要，但与 PEG 相比具有更高的风险。

营养支持

这些内镜干预措施的目的是提供安全、有效的营养支持。因此重要的是要确保患者和所有相关护理人员能接受适当的指导。关于营养管护理和喂养方法，还需要组织后续支持。

推荐阅读

肿瘤

Allum WH, Blazeby JM, Griffin SM, Cunningham D, Jankowski J, Wong R. on behalf of the Association of Upper Gastrointestinal Surgeons of Great Britain and Ireland, The British Society of Gastroenterology, and the British Association of Surgical Oncology. Guidelines for the management of oesophageal and gastric cancer. *Gut* 2011; **60**: 1449–72.

American Society for Gastrointestinal Endoscopy. The Role of Endoscopy in the Assessment and Treatment of Esophageal Cancer. *Gastrointest Endosc* 2003; **57**: 817–22.

American Society for Gastrointestinal Endoscopy. Technology Status Evaluation Report. Enteral Stents. *Gastrointest Endosc* 2011; **74**: 455–64.

Leiper K, Morris AI. Treatment of oesophago-gastric tumors. *Endoscopy* 2002;**34**: 139–45.

Vermeijden JR, Bartelsman JFWM, Fockens P *et al*. Self-expanding metal stents for palliation of esophagocardial malignancies. *Gastrointest Endosc* 1995; **41**: 58–63.

异物

American Society for Gastrointestinal Endoscopy. Guideline for management of ingested foreign bodies and food impaction. *Gastrointest Endosc* 2011; **73**: 1085–91.

Quinn PG, Connors PJ. The role of upper gastrointestinal endoscopy in foreign body removal. In: *Gastrointestinal Endoscopy Clinics of North America* (series ed. Sivak MV). Philadelphia: WB Saunders, 1994, pp. 571–93.

Webb W. Management of foreign bodies of the upper gastrointestinal tract. *Gastroenterology* 1988; **94**: 204–16.

营养

American Society for Gastrointestinal Endoscopy. Role of endoscopy in enteral feeding. *Gastrointest Endosc* 2011; **74**: 7–12.

DeLegge MH, Sabol DA. Provision for enteral and parenteral support. In: *Handbook of Clinical Nutrition and Aging* (eds Bales CW, Ritchie CS). Totowa, NJ: Humana Press, 2003, pp. 583–95.

出血

American Society for Gastrointestinal Endoscopy. The role of endoscopic therapy in the management of variceal hemorrhage. *Gastrointest Endosc* 2005; **62**: 651–5.

American Society for Gastrointestinal Endoscopy. The role of endoscopy in the management of acute non-variceal upper GI bleeding. *Gastrointest Endosc* 2012; **75**: 1132–8.

Binmoeller KF, Soehendra N. "Super glue"; the answer to variceal bleeding and fundal varices? *Endoscopy* 1995; **27**: 392–6.

Cipolletta L, Bianco MA, Marmo R *et al*. Endoclips versus heater probe in preventing early recurrent bleeding from peptic ulcer: a prospective and randomized trial. *Gastrointest Endosc* 2001; **53**: 147–51.

Imperiale TE, Chalasani N. A meta-analysis of endoscopic variceal ligation for primary prophylaxis of esophageal variceal bleeding. *Hepatology* 2001; **33**: 802–7.

Iwase H, Maeda O, Shimada M *et al*. Endoscopic ablation with cyanoacrylate glue for isolated gastric variceal bleeding. *Gastrointest Endosc* 2001; **53**: 585–92.

Jalan R, Hayes PC. UK guidelines on the management of variceal haemorrhage in cirrhotic patients. *Gut* 2000; **46** (Suppl 3–4): 1–15.

Laine L, Peterson WL. Bleeding peptic ulcer. *N Engl J Med* 1994; **331**: 717–27.

Lau JY, Sung JJ, Lee KK *et al*. Effect of intravenous omeprazole on recurrent bleeding after endoscopic treatment of bleeding peptic ulcers. *N Engl J Med* 2000; **343**: 310–6.

Lau JY, Sung JJ, Lam YH *et al*. Endoscopic retreatment compared with surgery in patients with recurrent bleeding after initial endoscopic control of bleeding ulcers. *N Engl J Med* 1999; **340**: 751–6.

Lo GH, Lai KH, Cheng JS *et al*. Emergency banding ligation versus sclerotherapy for the control of active bleeding from esophageal varices. *Hepatology* 1997; **25**: 1101–4.

Messmann H, Schaller P, Andus T *et al*. Effect of programmed endoscopic follow-up examinations on the rebleeding rate of gastric or duodenal peptic ulcers treated by injection therapy: a prospective, randomized controlled trial. *Endoscopy* 1998; **30**: 583–9.

Rollhauser C, Fleischer DE. Nonvariceal upper gastrointestinal bleeding. *Endoscopy* 2002; **34**: 111–8.

Sarin SK, Mishra SR. Endoscopic therapy for gastric varices. *Clin Liver Dis* 2010; **14**: 263–79.

Scottish Intercollegiate Guidelines Network (SIGN). *Management of acute upper and lower gastrointestinal bleeding*. Guideline No 105. September 2008.

食管

Ferraris R, Fracchia M, Foti M *et al*. Barrett's oesophagus: long-term follow-up after complete ablation with argon plasma coagulation and the factors that determine its recurrence. *Aliment Pharmacol Ther* 2007; **25**: 835–40.

Kostic S, Kjellin A, Ruth M *et al*. Pneumatic dilatation or laparoscopic cardiomyotomy in the management of newly diagnosed idiopathic achalasia: results of a randomized controlled trial. *World J Surg* 2007; **31**: 470–8.

Marchese M, Spada C, Costamagna G. Endoluminal fundoplication. *Minim Invasive Ther Allied Technol* 2006; **15**: 356–65.

Shaheen NJ. The rise and fall （and rise?） of endoscopic anti-reflux procedures. *Gastroenterology* 2006; **131**: 952–4.

一般

Carr-Locke DA, Branch MS, Byrne WJ *et al*. Botulinum toxin therapy in gastrointestinal endoscopy. *Gastrointest Endosc* 1998; **47**: 569–72.

Carr-Locke DA, Conn MI, Faigel DO. Developments in laser technology. *Gastrointest Endosc* 1998; **48**: 711–6.

Cotton PB, Sung J. Advanced digestive endoscopy; upper endoscopy. www.gastroHep.com, posted 2003.

Giday SA, Kantsevoy SV, Kalloo AN. Principle and history of natural orifice translumenal endoscopic surgery （NOTES）. *Minim Invasive Ther Allied Technol* 2006; **15**: 373–7.

Kantsevoy SV, Hu B, Jagannath SB *et al*. Technical feasibility of endoscopic gastric reduction: a pilot study in a porcine model. *Gastrointest Endosc* 2007; **65**: 510–3.

Kimmey MB, Al-Kawas F, Burnett DA *et al*. Electrocautery use in patients with implanted cardiac devices. *Gastrointest Endosc* 1994; **40**: 794–5.

Pasricha PJ, Fleischer DE, Kalloo AN. Endoscopic perforations of the upper digestive tract; a review of their pathogenesis, prevention and management. *Gastroenterology* 1994; **106**: 787–802.

Ponsky JL. Endoluminal surgery: past, present and future. *Surg Endosc* 2006; **20**(Suppl 2): S500–2.

第6章

结肠镜和软性乙状结肠镜检查

历史

结肠镜检查的历史(视频6.1)始于1958年,日本学者 Matsunaga 在结肠内首先使用荧光胃内照相技术,随后,Niwa 将这项技术发展为"乙状结肠照相技术"。接下来,在1957—1960年间,Hirschowitz 将光纤束创新性地应用于标准侧视胃镜,几名结直肠热衷者也开始发展这项技术。首先是美国的 Overholt,他于1961年开创了纤维结直肠镜的雏形,1963年,其首次将柔韧的光纤应用于结肠镜,并最终于1966年研制出一种商用的前视短"纤维结肠镜"(美国膀胱镜制造有限公司)。与此同时,英国的 Fox 以及意大利的 Provenzale 和 Revignas 也完成了利用被动光纤束或通过装有光源的电子管的侧视胃镜取近端结肠图像。

1969年,日本工程师(奥林巴斯光学工业株式会社和町田)制造了一种结合了精确的双向成角系统,并具备最新胃内成像技术中优质光纤的扭矩稳定轴的高效结肠镜。即使它受到当时日本玻璃纤维制作技术的限制,只能成角约90°(基于纤维脆性)且只有70°的视角,这仍令西方的研究人员感到十分惊讶。

胃息肉圈套切除术由 Niwa 于1968—1969年在日本第一次提出,首例结肠息肉圈套切除最早是在1971年由欧洲人 Deyhle 和美国人 Shinya 完成。

20世纪70年代中期,四面成角机器问世,1983年,内镜视频技术在美国出现(伟伦,美国)。小规模结肠镜先后在美国、德国、俄罗斯和中国持续生产了一段时间,但目前的传统结肠镜市场由结合了机械、光学和电子技术的日本相机制造商控制着。

适应证和局限性

结肠镜应用于临床的适用范围取决于当地的实际情况和可获取的内镜经验。结肠镜被认为是"金标准"的检查,但对那些无须治疗干预、组织学诊断或精细诊断的低收入患者来说,计算机断层扫描(CT)、"虚拟的"结肠描述或双重对比钡灌肠(DCBE)就足够了。同样,基于合理性、安全性和患者可接受性的考虑,在英国,软性乙状结肠镜检查在那些症状轻微和进行结直肠癌筛查的人群中起着重要作用。

双重对比钡灌肠

DCBE 在显示结肠结构、结肠憩室以及结肠狭窄或大的病变方面是一种安全的(穿孔率为1/25 000)的方式。然而,即便是高质量的 DCBE 也有很大的局限性,包括由于肠管重叠漏诊大的病变(特别是在乙状结肠区域),难以区别成形粪便和赘生物、肠管痉挛和病理性狭窄,对于扁平病变,如血管发育不良、轻微炎症性病变和小(2~5mm)息肉的诊断极其不准确。在结肠镜检查资源有限、结肠 CT 成像不作为常规检查的地区,钡灌肠可作为"低收入"患者出现疼痛、排便习惯改变或便秘时的必要检查,它还可以查出那些内镜下看不见的肠瘘或瘘管。

计算机断层扫描结肠成像

计算机断层扫描结肠成像因其快捷和无须在结肠内灌入浓稠造影剂的优点,作为结肠的放射性影像学检查的一种选择,已经取代了钡灌肠。CT 结肠成像确实需要专业的放射技师操作以及放射影像学医师做出诊断。少数患者会由于结肠解剖学或术后粘连的原因难以行结肠镜检查,对他们来讲,最好将左半结肠镜检查(影像学检查最具挑战性但病理学异常高发的部位)和 CT 结肠成像或钡灌肠检查结合起来显示近端结肠。目前多数该检查的肠道准备执行有限,或根本不做准备,并且使用水溶性造影剂作为"粪便标签",CT 结肠成像的优点是它可以在结肠镜之前或之后进行,并且和结肠镜的肠道准备相同。CT 专用协议已经尽可能地限制辐射剂量,但 CT 结肠成像与 DCBE 的辐射剂量几乎相当。

结肠镜和软性乙状结肠镜检查

结肠镜和软性乙状结肠镜检查由于其更大的准确性、可获得组织学诊断以及治疗能力,明显优于 DCBE 或 CT 结肠成像。彩色的视野和活检使得全结肠镜检查对消化道出血、贫血、排便频繁或腹泻患者有特别的优势。软性乙状结肠镜检查对于那些左髂窝疼痛或鲜血便的患者来说可能就足够了。

由于高精确度和治疗的优势,结肠镜检查评分对于任何一名患癌风险增加的患者(查出和切除腺瘤)的未来长期风险预测都很重要。针对有许多临床适应证和肿瘤随访的患者而言,结肠镜检查可作为一种可行的方法(表 6.1)。内镜检查对术后患者也有用,可以检查吻合术后有无畸形(如果有必要可以取活检),还可以在适当扩张吻合口时避免相应的困难。

联合检查的程序

两种检查的联合(结肠镜和 CT 结肠成像或 DCBE)有潜在的优势。如果在结肠镜或软性乙状结肠镜检查给气时使用二氧化碳(CO_2),结肠会在 10~15min 内将其完全吸收,随后 DCBE 可以立即进行。结肠充气扩张是 CT 结肠成像检查前的常规,所以它和结肠镜检查联合很理想。如果近端结肠已经充气,那么会给 DCBE 中钡灌肠的进行造成困难。肠镜检查中用标准尺寸的活检钳进行结肠活检不是随后进行 DCBE 或 CT 结肠成像检查的禁忌证。有蒂息肉的切除也是安全的,但对无蒂息肉,即使是很小的息肉,进行较深的电凝治疗后也禁止术后扩张加压。DCBE 穿孔非常罕见,但钡剂性腹膜炎是可以致命的。

结肠镜检查的局限性

• 不完整的检查可能是由于肠道准备

表 6.1　结肠镜:适应证和获益

高获益适应证	低获益适应证
贫血、出血、便潜血	便秘
顽固性腹泻	胃肠胀气
炎性疾病的评估	排便习惯改变
肿瘤遗传危险性	腹痛
影像学检查异常	
治疗	

不足、无法控制的肠内起袢、进镜手法不成熟,或者是病变阻塞。除非到达回盲瓣且能够清晰地看到盲肠开口,否则都不能证明肠镜已经完成。

• 即使是内镜专家也难免会在结肠内定位中犯错和存在检查"盲点"。盲区内大的病变可能被漏诊,尤其在盲肠部位、成锐角弯曲的肠管以及直肠壶腹部。严格执行的结肠镜检查能够查出近 90% 的小病变,但永远不会是 100%。在一项双盲研究中,2 名专家对相同患者进行结肠镜检查,研究显示对直径 <1cm 的息肉只有 15% 的漏诊率。然而,每一位内镜医师都经历过这样的懊恼,就是在进镜时看到的大息肉,退镜时由于结肠已经拉直出现褶皱而怎么也找不到了。

危害、并发症和意外事件

结肠镜有很多优势,但和其他诊断方法相比,却有更大的风险。历史上大约每 1500 次结肠镜检查就有 1 次穿孔发生,尽管在最近发表的研究中发生率要低得多,也仍高于钡灌肠检查(1:25 000)或 CT 结肠成像检查的穿孔发生率。不熟练的内镜操作者需要使患者高度镇静或全身麻醉来弥补技术的不足,这会带来更大的风险。因此放弃一个难做的结肠镜而进行 CT 结肠成像检查不应被视为失败,"强行进镜"可能导致一次本来可以避免的穿孔和后续的并发症。

镜身起袢和前端造成的穿孔

这些穿孔经常是由经验不足的操作者在进镜或退镜时用力过大造成的。在肠管病理性固定、严重的溃疡或结肠坏死时,即使在正常肠管内的用力程度也可能造成危险。镜身尖端或镜身起袢都可能造成穿孔。镜身起袢造成的穿孔往往比预期的要严重,因此,如果怀疑穿孔,需考虑外科治疗。肠镜检查看似平安无事,但在外科手术中可以看到肠系膜的浆膜层都会有小的撕裂,肠系膜上也可以找到血肿。其他一些情况,镜身前端勾住结肠脾区拉直镜身的过程中可以造成脾脏破裂。

充气造成的穿孔

这些包括憩室破裂、气腹以及肠镜检查受到乙状结肠限制时造成的盲肠穿孔。例如,当试图扩张并通过一段狭窄部分或严重的憩室时,如果镜身前端进入憩室内或检查时充气过度都会造成极高的气压。由于二氧化碳气体吸收迅速,因此,用 CO_2 充气可以最大限度地降低这种风险。憩室的壁很薄,在用活检钳取活检或镜身前端碰触时,也容易发生穿孔。大的憩室和肠腔很容易混淆,近端结肠向肠腔内突出的憩室与小的无蒂息肉之间也很容易混淆。

低血压的发生

过度镇静、肠镜检查时间过长或用力过大都可能造成低血压甚至是呼吸心搏骤停。老年患者很容易发生缺氧,但如果常规监测血氧浓度(或 CO_2 浓度监测),并给予预防性鼻导管吸氧,则可以避免缺氧的发生。

感染

在目前已有的文献中,很少提到在肠镜检查前预防性使用抗生素,只有对例如严重的免疫缺陷病患者和可能有腹水或正在做腹膜透析的患者明确提出应该使用。然而,医疗设备可以引起革兰阴性菌败血症(特别是对于新生儿和老年人)。对于肠镜检查后难以解释的发热或衰竭,应进行血培养,并给予相应的治疗。

并发症的处理

治疗过程中不可避免地会增加并发症的风险,包括扩张术(在我们的研究中,穿孔率为 4%)、电凝止血或电凝治疗无蒂息肉。然而,和发病率相比,并发症的风险是微乎其微的,镜下治疗的死亡率也被认为是合理的。内镜检查发生外科并发症的风险以及镜下治疗导致死亡的风险应该被认识(并且被重视)。因此,内镜医师应警惕可能发生的问题,并且应在有外科知识的背景下按照操作规章进行治疗。

应记住的是,存在结肠穿孔后不必要的外科手术导致死亡病例的报道(这部分病例本应依靠抗生素保守治疗)。到底要不要进行手术治疗是要具体情况具体分析的,但大的原则是"如果疑似就要外科干预",被咨询的外科医师需要了解详细的肠镜检查情况。大多数肠穿孔都很小并且发生在肠道准备充分的患者中,因此有时可以保守治疗。例如,电凝术治疗盲肠血管发育不良时发生的穿孔完全可以自行封闭(患者需卧床并使用抗生素)。相比之下,对已难做的和暴力操作的肠镜,出现无法解释的穿孔,特别是对于肠道准备差的患者,需进行外科手术探查,因为可能在结肠存在较大范围的撕裂。

安全性

安全的结肠镜检查源自轻柔的操作并避免患者疼痛(但过度镇静可能因掩盖患者的疼痛反应而造成隐患)。肠镜检查开始前是不可能知道是否有粘连、肠道是否容易扩张或肠系膜是游离的还是固定的。疼痛是肠道或其附属结构出现不适当改变的唯一警告。内镜医师必须关注患者的反应,使用镇静剂的患者轻微的呻吟等同于未使用镇静剂患者的高声叫喊。此外,反复给予静脉镇静剂以及没有麻醉医师在场都存在风险。在这种情况下,更安全的做法是取消检查,重新预约正式的无痛肠镜。即使对于专家而言,也不是每一例患者的结肠镜检查都能顺利进行。

如果患者有腹部手术史或败血症,或者检查中感觉肠镜固定且患者感到疼痛,正确的做法是停止检查。经验丰富的内镜医师懂得从容进行,正确操作肠镜并巧妙地解袢,同样懂得在难以继续进镜时退出肠镜,并且如果有必要的话,在改变患者体位或其他适当的时机再试一次。初学者常常在操作时"横冲直撞",并且由于患者经常性的疼痛而对患者的疼痛不够敏感。

尽管有潜在危害,但熟练的结肠镜检查是非常安全的,这一结论可以得到确定的证明。由于经验丰富的内镜医师数量有限,对于疑难病例,联合 CT 结肠成像能够降低内镜检查的风险,检查发现异常后再转由专家处理。

知情同意

在侵入性检查,如结肠镜检查前充分向患者告知风险非常必要,包括其潜在的并发症。患者需要了解检查的基本原理、获益、风险、局限性以及可替代的选择,并且应有机会向医师询问任何问题。严格解释风险的方法每个国家不尽相同,应该根据患者的认知能力和焦虑程度给予适合的解释。有的患者想要知道所有细节,有些患者可能会为被告知的发生率极低的不良事件感到焦虑(例如"几乎不可能发生的死亡")。任何发生率高于 1:100 或 1:200 的并发症都应告知患者,以便坦率地讨论要进行的操作的"利弊",例如,切除大的无蒂息肉或狭窄扩张术的告知是必须进行的。内镜医师最好能引用个人的数据和经验。

我们应该向所有成年患者告知极少数可能发生但曾经发生过的事件:肠镜检查中发现息肉并需要切除(即使肠镜的初衷是为了"诊断"),息肉切除 14 天后仍有可能发生延迟性出血。大多数患者会立刻默许,但即使是常识性的病情告知也是有意义的。患者要旅游,或组织一场家庭婚礼,或有其他重要事件而不愿有任何并发症发生时,会理所当然地对可能发生的并发症感到反感。

禁忌证和感染的危险

很少有患者是禁忌行结肠镜检查的。任何患者除了行剖腹手术之外,都适合行结肠镜检查。结肠镜通常是在希望避免外科手术且风险极低的情况下进行的。

• 妊娠并不是结肠镜检查的禁忌证,但有流产史的妊娠女性除外。

• 有感染性疾病不是结肠镜检查的禁忌证(如感染性腹泻或肝炎),因为所有普通的微生物和病毒在常规清洁和消毒程序后都会被灭活。结核分枝杆菌孢子需要更长时间的消毒,所以,在疑似结核的患者检查后以及艾滋病患者(可能携带结核分枝杆菌)检查前/后建议延长消毒时间(见第2章)。

• 根据目前英国和美国的指南,预防性使用抗生素是不必要的,即使是换瓣术后或曾患细菌性心内膜炎的患者。包括免疫系统严重受损的患者(见第2章)。

• 急性憩室炎期间以及其后的2~3周内,由于局部脓肿或空洞形成,结肠镜检查是绝对禁忌证。任何腹部压痛、假性腹膜炎或腹膜炎的患者不应行结肠镜检查,如果一定需要检查,只有在极度轻柔的操作和尽可能少的注气的情况下进行。

• 由于心肌梗死后3个月内有心律失常的发生风险,因此结肠镜检查是相对禁忌的。

• 腹水或腹膜透析的患者由于肠腔内压力突然增加可能造成肠道微生物进入血液和腹腔,因此是结肠镜检查的相对适应证。

• 在急性或严重的肠道炎症(溃疡、克罗恩病或缺血性肠病)时,除非有足够的理由并且在极度轻柔操作的情况下才可以进行肠镜检查。如果有腹部压痛,会增加穿孔的风险。如果发现大且深的溃疡,需要限制或停止肠镜检查。接受放射治疗后1年或更长的时间内,肠腔狭窄或阻塞时,接受正常的肠镜检查都可能造成穿孔。如果进镜困难,最好停止检查或换一条更细的肠镜。

• 在询问病史和告知患者时应注意其他一些有意义的因素,包括既往病史和目前的服药情况。原因很简单,如抗凝药物或胰岛素会影响肠镜检查。心脏起搏器理论上是磁共振成像或APC治疗的禁忌证,但是新型的绝缘起搏器不会受到影响。植入心脏除颤仪的患者,除颤仪可能会在患者接受标准电凝治疗时有不规则放电的现象。这些患者在接受电凝治疗时需要给予全程心电监护,技师在操作过程中可以根据需要调整治疗设备。

患者准备

多数患者可以在家中进行肠道准备后再来医院行肠镜检查。肠道准备的方法取决于不同的国家、医疗机构和个体差异。完备的肠道准备还受其他一些因素的影响:

• 费用。
• 可利用的设备。
• 肠道准备的方式和镇静剂的使用。
• 年龄和患者的身体状况。
• 可能进行的镜下治疗。
• 肠镜设备的先进程度、护理状况和患者的恢复情况。

私立或公立医疗机构中经验丰富的内镜医师都积极地进行合理的准备流程,即使是对多发息肉的患者。一些国家(荷兰、日本)不提倡使用镇静剂,而另一些国家(英国、美国)则经常性使用。遗憾的是在我们看来,拥有足够麻醉医师的国家(法国、澳大利亚)使用丙泊酚镇静或全身麻醉的方式,已成为肠镜检查的常规。这些不同在全球范围内造成了许多处理方法上的差异,对于技术娴熟的内镜医师而言,肠镜检查后仅需要一个 1h 之内的随时出入院的办公室或日间监护病房就足够了,而对于经验欠缺的内镜医师和传统保守的医院而言,肠镜检查后应在医院多留观一段时间,甚至必须在医院过夜。

对于大部分患者来说,肠镜操作可以快速和简单地完成。这需要有合理的就诊流程、自信的内镜医师和轻柔迅速的操作技术。一些灵活方法的使用是明智的选择。极少数患者在检查前后被收住入院。高龄、生病或严重便秘的患者在肠道准备期间需要专业医护人员的监督。身体虚弱的患者如果没有家人照看或距离医院很远,肠镜检查后可能需要医护人员整晚看护。我们很少会将接受息肉切除治疗的患者收住入院,除非是很大的无蒂息肉且患者有出血倾向,或无法停用抗凝药物(如氯吡格雷等)的患者。即使是这样的患者,如果他们住的离较好的医疗机构很近或者他们知道在治疗后发生危险时该做些什么,仍然可以不住院留观,因为并发症非常少见且可能在治疗后延迟很多天才发生。

肠道准备

这一过程应由负责知情告知的人员在患者前来预约检查时进行解释,包括成功的肠道准备的重要性(尽管印刷好的解释说明对大多数患者已经足够)。大多数接受结肠镜检查的患者认为最糟糕的部分是肠道准备和对检查的预期 (包括害怕受到无礼对待、疼痛的体验、可能发现病变等),这比真正的肠镜检查要糟糕得多。应在打消患者的

顾虑方面做一些工作,患者只需要了解检查本身并且遵守饮食要求和肠道准备就可以了。花几分钟解释和强调,能够防止过长时间的、不愉快的和糟糕的肠道准备所造成的错误的检查结果。患者需要知道准备好的结肠和口腔一样看起来清洁并且易于检查,相反,准备不足的结肠会使人不悦,降低检查的准确性,而且会降低检查的速度。

书面的饮食指导很有价值,因为很多患者希望肠镜检查取得好的效果而会严格执行指令。清楚的说明能够避免不必要的担心和许多咨询电话。

局部肠道准备

灌肠剂常用于局部结肠镜或软性乙状结肠镜检查前的肠道准备。患者无须按照规定饮食,自己使用由护士给予的 1~2 支磷酸盐灌肠剂(如辉力牌磷酸钠盐溶液、Fletchers'、Microlax)即可。肠镜检查可在排泄后马上进行(通常在 10~15min 之内),所以近端结肠内的粪便没有足够的时间排到降结肠。这种方法对于年轻的受试者通常可以清洁到横结肠以下的范围(由于可导致高磷酸盐血症,磷酸盐灌肠剂禁用于新生儿)。需要注意的是,患者出现头晕或肠道症状(腹痛、腹胀等)多数是由于灌肠剂刺激迷走神经所致,所以检查前需要明确患者有人看护或身边有呼叫装置。厕所的门应确保能够打开,并且方向应朝外,以防患者在厕所内突然晕厥倚靠在门上无法开门。

结肠憩室或狭窄的患者即使无法完成全结肠镜检查也需要进行彻底的肠道准备,因为这类患者肠道准备的效果往往不好,灌肠剂基本无效。

如果患者可能存在肠梗阻,口服肠道准备药物是很危险的,甚至是致命的。肠梗阻或假性梗阻患者常规的肠道准备根本不起作用。在这种情况下需要 1 支或更多的

大剂量灌肠剂(结肠可以容纳 1L 以上的容量)。可以将泻药,如双醋酚丁(300mL)或一支双醋苯啶加入灌肠剂中促进排便(见下文)。

全结肠准备

全结肠准备的目的是清洁整个结肠,尤其是最容易有粪便残留的近端结肠。然而,肠道情况因人而异。没有一种肠道准备方法适合所有患者,并且做好不同患者的肠道准备非常必要。便秘患者需要额外的准备。对于重度结肠炎的患者,没有什么比温的生理盐水更适合进行肠道准备。之前使用过的、难以入口导致患者呕吐或失败过的准备方法再次使用时,都不可能成功(需要用别的方法来代替)。不同机构推荐的准备方法目前已经发表。目前的数据支持"分次准备"(见下文)来增加肠道准备耐受性和成功的概率。

饮食限制是肠道准备的一个关键部分。患者应在肠镜检查前的 24~48h 内禁止进食难消化的或高纤维的食物(禁食麦片、高纤蔬菜、菌类、水果、坚果、葡萄干等)。如果患者依从性好,可在肠镜检查前 24 内进食全流食,但这并不是必需的。柔软易消化的食物(汤、蛋饼、土豆、奶酪和冰激凌)可以吃到检查前一天午餐前(包括午餐)。只有检查前一日的晚餐和检查当天的早餐需要进食全流食。茶或咖啡(可以加奶)能够喝到肠镜检查前一分钟,因为少量液体残留不会对检查造成影响。

水喝的越多越好!喝果汁或啤酒比大量饮水更容易让人接受,白葡萄酒或烈酒在控制饮食期间能够改善心情。但不能喝红葡萄酒,因为其含有铁和单宁酸,单宁酸和其他食物结合能够使肠内容物变黑、变黏、变硬。其他任何透明的饮料、冰水或冰沙(黑加仑除外)、清汤(热的或凉的)、硬糖果或薄荷糖一直到检查前都不被禁食。没有理由认为肠镜检查前的饮食限制会造成卡路里摄入不足。

含铁的药物或补品应在肠镜检查前 3~4 天停用,因为铁单宁酸盐会使粪便变黑、变黏,影响检查结果。能够造成便秘的药物也应提前 1~2 天停用。

除了在拟行结肠息肉切除术前需要更改抗凝药物方案并停用氯吡格雷以及类似的抗血小板药物,大多数药物可以像往常一样继续服用。

服用聚乙二醇进行肠道准备

平衡电解质溶液和聚乙二醇溶液(PEG)应用非常广泛。这主要是由于其已经正式被美国食品药品监督管理局 (FDA)批准,并且有适当的调味剂,包装方便,有简单的使用说明,但却价格昂贵。聚乙二醇是聚乙二醇电解质混合物中主要且最昂贵的成分,但它不会改变人体的渗透压 (钠盐是人体生理必需的、重要的组成部分)。即使经过冷冻,它的味道也不会太差,因为其中的硫酸钠、碳酸氢钠和氯化钾的含量已经很低了。去除其中的硫酸钠和减少氯化钾的量只能很有限地改进其口味。最近改进后的产品 MoviPrep®,在聚乙二醇电解质中加入维生素 C (使用的甜味剂阿斯巴甜可能造成部分患者恶心),很受欢迎且效果理想。

用来肠道准备的聚乙二醇电解质液可以分成两部分口服,大部分于检查前一日晚间服,剩余的检查当日早晨服,能够加强药物的清洁作用,避免影响肠镜检查视野。目前对于是否需要加用促动力药或轻泻剂来加强清洁效果存在争议,共识指出无须加用上述药物。

甘露醇

甘露醇(以及类似物山梨醇和乳果糖)

是双糖,人体缺乏分解吸收双糖的酶。目前用于静脉注射的甘露醇可以饮用。5%(2~3L)的甘露醇是等渗溶液,而 10%(1L)的甘露醇的高渗透压能够吸收人体等量的电解质和水分,以达到清洁肠道的作用。这对老年人有一些影响,但可以通过口服补液迅速逆转。降温会使甘露醇的甜味降低,即使添加柠檬汁或其他调味料药物,甘露醇的甜味仍会令很多不喜爱甜食的患者感到恶心,尤其是孩子甚至会呕吐。对于那些需要进行急诊肠镜的患者,单纯服用甘露醇(冰冻 30min 的 10% 甘露醇 1L,后饮用 1L 水)能够实现快速的肠道准备(2~3h)。

服用甘露醇后有潜在爆炸的危险,因为结肠内的细菌具有分解糖类释放氢气的酶。因此在使用带电设备时,需要使用 CO_2 充气或反复抽吸,将含有氢气的结肠内气体替换掉。

镁盐

柠檬酸镁和其他镁盐在肠道内几乎不被吸收,可作为"渗透性泻药"清洁肠道。有温和导泻作用的温泉水中富含镁盐,如薇姿温泉水,这从罗马时代以来就广为人知。专利药品 Picolax® 由柠檬酸镁(氧化镁和柠檬酸合成)和比沙可啶(细菌作用于匹可硫酸钠生成)合成。它的口感和疗效为大多数患者认可。加服 2~3 片比沙可啶能够增加清肠效果,但可能会引起肠绞痛。

对于严重便秘患者,即使硫酸镁的口味不太好,但少量多次服用(将 5mL 硫酸镁粉溶于 200mL 热水中饮用,每小时 1 次,服药后可饮用果汁和其他流食),清肠效果很好,最终可以将宿便清理干净。

磷酸钠

口服磷酸钠肠道准备的作用只等同于磷酸盐灌肠剂(辉力牌磷酸钠盐溶液)的一半,但临床试验中清肠效果优于聚乙二醇电解质溶液。其实两者的效果是基本等同的,但口服磷酸钠患者的接受度更好,因为相比聚乙二醇电解质溶液,患者只需要服用 90mL 即可。它的口感也不是很好,但磷酸苏打片剂的使用部分弥补了这一缺点。服用磷酸盐后必须随后继续口服至少 1L 无渣清流饮料(水、果汁、淡啤酒等)。由于磷酸钠可能造成严重的电解质紊乱(低钾血症、低钙血症、高磷血症),从而诱发心律失常,所以不适用于肾功能不全的患者,包括大多数老年人。

口服肠道准备药物的流程

患者应遵守少渣饮食的原则,对于便秘或慢传输患者,应延长天数。应为患者提供凡士林或护肤脂,以避免肛周损伤(药膏应无色,以免在肠镜插入肛门时镜头被污染)。结肠镜检查前一晚会喝很多水,服药后会有腹泻,因此不适宜安排社交活动,但患者在接到医院通知之前有足够的时间看电视或阅读。

正如上文提到的,一次性饮用过大容量的解决方法是分两次服用,于检查前一日下午或夜间开始,但口服药物进行肠道准备的患者必须将检查安排在上午,回盲部的内容物仍是液态的便于抽吸清理。如果检查安排到下午且患者距医院不是太远,分开的两次服药可以都在检查同一天进行。

应鼓励患者多运动,而不是在服药期间一直坐着,运动能够帮助粪便排出。排便应在服药后 1~3h 内开始,但便秘或结肠冗长的患者可能会推迟。

特殊情况下的肠道准备

儿童

儿童对口味较好的口服清肠药物,如番

泻叶或柠檬酸镁接受度良好。饮用大量液体对儿童来讲较难接受,且甘露醇可能导致恶心或呕吐。儿童的结肠清洁起来相对容易,然而结肠炎儿童结肠清洁难度非常大。小婴儿通过饮用流食并给予生理盐水灌肠能够很彻底地清洁肠道。磷酸盐灌肠剂可能造成高磷酸血症,禁用于婴儿。

结肠炎患者

结肠炎患者在检查期间和检查后需要特殊护理。偶有炎症性肠病患者在强力的肠道准备后复发的情况发生,但聚乙二醇电解质溶液的温和性能够被这一类患者接受。简单的自来水或生理盐水灌肠对局部结肠镜来讲已经足够。严重结肠炎患者无须行肠镜检查,可行腹部 X 线、超声或 CT 扫描获取信息。

对于重症患者,任何形式的扩张都是危险的,且由于有穿孔风险,禁行结肠镜检查。当需要对结肠炎患者行肠镜检查从而排除肿瘤或需要送镜至回肠末端进行鉴别诊断时,充分的准备工作十分必要。

便秘患者

便秘患者通常需要额外的肠道准备。对于巨结肠或先天性巨结肠病患者,清肠非常困难,因此,当不是必须行肠镜检查时,应避免清洁肠道。便秘患者尽管采取高纤维饮食,肠蠕动仍然很慢,因此应在肠镜检查前48h 内少渣饮食。在肠道准备期间,便秘患者无须停用常规使用的通便药物。

肠造瘘患者

肠造瘘患者和正常人的肠道准备无明显差别。口服清肠剂耐受性良好,但护士对肠造瘘患者使用灌肠剂清肠操作存在困难,除非患者已经习惯并能够自己进行灌肠清肠。

吻合口、粪袋和回-直肠吻合口目前很少出现问题。回肠造瘘术患者肠镜检查前,除了要进食清流食并在检查前禁食几小时外,无须进行肠道准备就能自行排空肠道。回-直肠盆腔造瘘术后患者可以通过生理盐水灌肠或减少饮水量的服药方式进行肠道准备。回肠-直肠吻合术后,小肠会在术后几个月内适应并扩张到令人惊讶的程度,所以如果肠镜需要检查小肠,应常规口服药物清肠。目前认为,任何常规的灌肠剂都是足够有效的(注意:有兴奋作用的灌肠剂有时会造成血管迷走神经兴奋)。

无功能的肠管,如结肠端-侧吻合造口术的远端环路内总有大量的黏液和细胞碎片,这会阻止结肠镜进入。常规的自来水或盐水经直肠灌肠剂或通过结肠造瘘口进行灌洗时,需要明确无功能肠管的情况。高渗(磷酸盐)或有兴奋作用的灌肠剂效果都不理想。

结肠出血

结肠活动性出血有助于肠道准备,因为血液是很好的泻药。一些结肠出血的患者需要行急诊结肠镜时甚至根本无须行肠道准备,在活动性出血阶段就可行肠镜检查。肠镜插入时的位置改变可影响出血,并产生一个空气窗,通过这个窗口,肠镜能够通过。右转体位可以清除积在近端结肠和降结肠内的血液湖。肠道活动性出血患者需要准备得更充分,肠道准备时可以通过鼻胃管灌洗,这样能够保证在 1~2h 内进行检查,并将血液冲洗到出血点的远端。左半结肠来源的血液可以回流到回肠末端,这使得出血点定位很困难,除非检查同时进行不间断的经口大容量灌洗。出血量大的患者可在床旁将盲肠造瘘管和大口径直肠吸引管(和桶)联合进行检查,但经常被没有准备的血管造影术替代。

药物治疗

不同国家对药物治疗的态度有很大不同。我们倾向于个体化治疗。

镇静和镇痛

这个过程的所有方面，包括药物的选择，在给患者安排结肠镜检查时就应向其解释清楚。患者应得到关于肠道准备和肠镜检查目的口头和书面的解释(无论是从医师、护士还是秘书那里)。此时，有些患者(在允许患者选择的国家)想要全麻，而其他人则希望行普通检查或当检查时再决定。结肠镜检查时，花费几分钟进行进一步的解释能够安抚大多数患者，使他们心里平静。应对特定个体进行判断，确定其是否需要镇静，如果需要，量是多少，然后再进行内镜检查。如果他们能够理解不适的原因，大多数人能够容忍。一些人期望以半麻醉的状态看牙，但另一方面他们又期待不适的强度和持续时间是在可接受的范围内，这种期待是可以理解的。在结肠镜检查前，每个人对于痛觉阈值和耐受程度是不容易预测的，这是由于不同人对内脏痛(特别不适)的忍耐程度不同。明智的做法是告知患者将会有几秒钟的"阵痛"或短暂的"紧迫感"。

在标准且恰当的结肠镜检查过程中，患者只需要经历 20~30s 的轻微痛苦。通过采取适度镇静或采用一定的操作技巧，变换位置，和下面描述的其他"诀窍"，疼痛通常发生在肠镜通过乙状结肠和乙状结肠-降结肠结合部时。在剩余过程中，患者平均疼痛程度只比轻微腹胀或排气时大一点。值得向患者指出的是，疼痛对于肠镜检查是有用的，因为这可以提示成袢，这并不危险，通常几秒钟后疼痛即可消失(通过消除肠袢)。

镇静剂的使用是一把双刃剑，无镇静或非常轻度镇静的患者可以通过改变体位来配合医师，术后无须恢复期，并可以立即自己回家。当然这也须要肠镜检查医师采用熟练和温和的插入技巧。另一方面，一些内镜医师从不对患者镇静，通常只有 80%~90% 的患者能够成功完成全结肠镜检查，这是因为少数患者对检查是不可耐受的。如果使用轻度的"有意识的镇静"(通常实际上相当于 2~3 杯葡萄酒或啤酒)，患者可能会发觉检查是能够耐受的，或者会遗忘检查的过程。掌握一些能使患者舒适的知识对于内镜医师完成检查是有帮助的，也可以在实现全结肠镜检查时节省时间。使用大剂量镇静时，内镜医师可以侥幸逃脱因笨手笨脚和强行成袢带来的不良后果，但这在长期来看是不利的。

人们常说镇静是危险的，因为疼痛这个安全因素被消除了。这并不完全正确，假如患者的疼痛阈值提高了(通过躁动或面部表情的变化来体现)，内镜医师的警惕性也会随之降低。

大多数内镜医师会权衡镇静的使用。镇静受许多因素的影响，包括个人经验和患者的态度。一名放松的短结肠患者只需行有限的检查，很少需要镇静，但对于结肠迂曲的焦虑患者、有严重憩室病的患者，或者内镜医师经验有限，患者可能需要深度镇静。肠易激综合征患者或对疼痛极其敏感的患者将受益于麻醉剂。

极少数患者对结肠镜检查有一种病态的恐惧，对于痛阈较低或已知的"困难"结肠患者，可以对其进行轻度麻醉。当一名没有经验的内镜医师在患者无法抗议时使用粗鲁的手法进行肠镜检查时，全麻是危险的。然而，即使是经验丰富的内镜医师，在患者常规麻醉和没反应的情况下，也有可能"超越极限"并变得手法生硬。

氧化亚氮吸入剂

氧化亚氮/氧气吸入剂是在无镇静和常规静脉镇静之间的一种有效的"折中方式"，例如针对在肠镜检查后打算开车离开的患者。患者可自行吸入 1:1 的氧化亚氮/氧气混合气，从配备了自动供气阀的圆筒中吸入。可通过一个小的一次性吸嘴(图 6.1)呼吸气体，避免了适应面罩的困难，也避免了有些患者对面罩的恐惧。

应向患者演示如何吸气，然后为了使气体在体内脂肪组织内饱和，让患者"预吸"1~2min。之后当需要时只需吸入气体 20~30s，就可以达到止疼的目的。氧化亚氮/氧气吸入剂被证明对一些接受软性乙状结肠镜检查的患者有用，单独使用时，足够使患者耐受技术熟练的内镜医师对其进行完整的肠镜检查。对于肠镜恐惧的患者、长时间或艰难的检查，不熟练的内镜医师还是需要传统的镇静方式。

静脉镇静

结肠镜检查的理想镇静剂需要持续 5~10min，其具有较强的镇痛作用，但无呼吸抑制和副作用，可使患者在检查过程中感到舒适并能够配合变换体位，检查后能快速恢复清醒。目前，静脉麻醉是达到这一理想的最好方法。通过预先埋置好的塑料套管针，静脉给予苯二氮䓬类安眠药物，如咪达唑仑

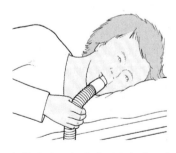

图 6.1　患者通过一个吸嘴吸入氧化亚氮/氧气混合气。

(Versed®，最大剂量为 1.25~5mg)或地西泮(Valium®，最大剂量为 2.5~10mg)，或单独或联合低剂量的阿片类药物如哌替啶(最大剂量为 25~100mg)或芬太尼(50~100mg)。苯二氮䓬类药物可产生抗焦虑、镇静和遗忘的作用，而阿片类药物产生镇痛和(特别与哌替啶有关)有益的欣快感。

一般来说，应给予患者小剂量的苯二氮䓬类药，除非患者很焦虑。初始注射应缓慢地持续至少 1min，通过观察患者的意识状态和说话的连贯性(一些患者只是变得健谈)，以"滴定法"确定剂量。在初始插入和通过乙状结肠时，一个小的"起始剂量"后，就可以判断剩余过程是容易还是困难，以及患者是否对疼痛敏感。老年患者和病情严重的患者剂量应减半，但所需的量是不可预知的。年轻患者可耐受极量且保持神志清醒。当有疑问时，安全的做法是初始剂量少一些，如果有必要的话，后期剂量大一些。

如果需要追加更多的药物，应追加阿片类药物而不是更多的苯二氮䓬类药物。苯二氮䓬类药物会使一些患者更加不安且没有止痛的作用。苯二氮䓬类药物和阿片类药物相互作用能使药效增强，但副作用也相应增加，如抑制呼吸和血压。因此，应常规监测脉搏和血氧饱和度。大多数医疗机构会给予使用镇静剂的患者鼻导管吸氧，同时需要注意，对于重度慢性阻塞性气道疾病的患者，最好使用二氧化碳分析仪。

• 苯二氮䓬类药物有效的温和的解除平滑肌痉挛作用与其抗焦虑作用同样出色。地西泮(Valium®)不易溶于水，因此需要溶解在乙二醇溶液中进行注射，这可能造成疼痛和血栓性静脉炎，特别是进行小静脉注射时。因此，最好是使用水溶性咪达唑仑(Versed®)。咪达唑仑可引起更大程度的遗忘，它对于掩盖创伤性经历是有益的，但也

"抹去"了所有症状,这些症状随后仍会发生。应该牢记的是,静脉注射用咪达唑仑的剂量应是地西泮的一半。

• 阿片类药物(特别是哌替啶)除了镇痛效果外还能引起有益的欣快感。当经小静脉注射时,尤其是对儿童,哌替啶可引起局部疼痛,但这在很大程度上能够通过按 1:10 的比例将药物稀释来避免。少数患者可出现轻微的、无症状的小静脉炎,这可以自行痊愈,无须治疗。喷他佐辛(Fortral®)是一种较弱的镇痛药物,致幻作用较强,在临床很少推荐使用。芬太尼(Sublimaze®)是很短效的,所以非常受内镜医师的青睐,虽然它不像哌替啶能带来任何欣快感。

• 丙泊酚(Diprivan®),一种短效的静脉麻醉药,在一些国家(美国、法国、德国、澳大利亚)被广泛使用,在其他国家的使用也在增加。该药有明显的呼吸抑制风险,因此麻醉医师在运用时需要经过一定的培训并向患者提供安全保障,该药物已经被广泛使用,具有明确的安全性和满意的麻醉效果。丙泊酚作用时间短,30min 内能完全恢复,相对大剂量的传统镇静剂,这是一个优势。然而,患者在检查中无知觉,无法通过变换体位配合医师检查以及无法在过度疼痛时给予早期预警。因此,我们更倾向于将丙泊酚作为备选药物,仅对那些对短暂"深度镇静"有特殊要求的患者使用,它们通常是因为以前行肠镜检查极为困难、或疼痛敏感、或因肠镜检查过程中可能有不确定发现者。

拮抗剂

对于苯二氮䓬类药物(氟马西尼)和阿片类药物(纳洛酮),在给予安全剂量不慎发生过度镇静时,拮抗剂的作用是无价的。一些内镜医师常规使用拮抗剂(静脉注射或肌内注射)来减少恢复时间,这主要表明他们的"常规"剂量已经过量了。我们很少使用氟马西尼,但如果患者出现过度镇静,就要在肠镜到达盲肠时给予纳洛酮肌内注射。这样,在检查完毕时患者容易被唤醒。据报道,静脉内纳洛酮逐渐失活后,没有后来"反弹"性的再次镇静风险。

解痉药物

解痉剂能够使结肠松弛至少 5~10min,且有助于优化肠镜检查时高度收缩的结肠中的检查视野。无论是丁溴东莨菪碱(Buscopan®)20mg 静脉注射(在一些国家作为规定)还是胰高血糖素 0.5~1mg 静脉注射都是有效的。关于抗胆碱能药物引发青光眼的恐惧是错误的,因为那些已经确诊青光眼的患者能够通过预先使用治疗性滴眼液进行保护,而那些尚未确诊的慢性青光眼患者应用胆碱能药物后诱发青光眼急性发作,能够帮助诊断。应该告知患者,如果出现任何眼痛都要就医。胰高血糖素更昂贵,但没有眼睛或前列腺的相关副作用。

静脉注射解痉药物作用时间相对较短,使得一部分内镜操作者在肠镜完全插入后才给药,而有经验的内镜操作者,当然有快速的肠镜操作,可能一开始就给药。有一个未被证实的假设是给予解痉药物后肠子会变得长而无力,从而增加操作难度。与此相反,我们发现该观点被改进并表明应用解痉药后结肠镜插入更快。苯二氮䓬类药物解痉作用弱,使绝大多数人的结肠放松,除了那些"易激惹"或痉挛者。所以,在未给予镇静药物的患者中,解痉药可能会特别有帮助,同时对于因需开车回家而无法接受常规镇静麻醉,但希望在肠镜操作过程中有"药物注射"的人来说,也是一种非常有用的安慰剂。

注入 CO_2 可避免肠镜检查后的问题,特别是有肠易激或憩室病的患者。如果使用了空气,这些患者可能会因气体滞留而出现检查后突然发作的腹痛或不适，一般出现于解痉剂和镇静药的药效消失后。

设备的现在与未来

本章的目的是为了使结肠镜操作更容易，但这也需要依靠对所用器械的熟练操作。各个厂家的结肠镜都有售后保证，并且我们也拥有了其中的一些设备（纵使有个人偏好），不过我们仍然试图概括一种非商业性的肠镜操作方法。大量有独创性的创新目前正在被评估，旨在引领或指导结肠镜操作或使结肠观察更容易。在为未来的发展与创新而欢欣鼓舞时，我们不能离开现在谈未来，而目前的状态呈现了操作现行推进式肠镜的最佳途径，包括有内在调节硬度或磁力图像的器械。

肠镜检查室

大部分单位在非指定的内镜操作间操作肠镜，因为肠镜操作的唯一特殊要求就是好的通风，来应对偶尔出现的肠道准备差的患者。过去对于少数特别困难或有环形结肠的患者，X 线设备非常有帮助，尤其是在教学机构。而现在，磁力图像能够替代 X 线发挥同样的作用，并被广泛使用。我们希望它能在世界范围内广泛传播，以帮助教学及合理的肠镜操作。

结肠镜

结肠镜与上消化道内镜的设计基本相同，不同的是结肠镜更长，直径更宽（以保证更好的旋转及扭转），并且有更易弯曲的镜身，插入部的顶端更长、更易轻度弯曲，避免了如脾曲一样的锐角的影响。将来理想的结肠镜应包含电子操纵，来使单手插入更容易。现在的角度控制机制与早期的胃内照相机以及胃镜几乎没有变化，均难以适应肠镜

检查过于复杂的操作动作。

硬度可变器械的出现，使得我们不再需要选择"合适的结肠镜"，无论在购买时还是开始为一名特殊患者检查时，尤其是已知或可预测该患者结肠很长、"很难"或有严重的肠粘连。长的结肠镜（165~180cm）即使是在冗长结肠患者中亦能到达盲肠，所以成为我们常规选择的器械（见下"硬度可调节的结肠镜"）。而一些中等长度的结肠镜（130~140cm，大部分德国或日本内镜学家提倡的）是一个好的折中，同样常常能到达盲肠。而使用 70cm 长的灵活的乙状结肠镜做有限检查的唯一好处就是内镜操作者从一开始就知道检查长度有限从而避免插入结肠更深。然而，更长的结肠镜（如儿童肠镜）同样能够完成灵活的乙状结肠镜检查，所以对于一个内镜单位来说，没有必要购买灵活的乙状结肠镜，不过，它们对于基层医师及门诊医师有很重要的作用。

硬度可调节的结肠镜

硬度可调节的结肠镜（Innoflex®，奥林巴斯公司）在操纵杆上有可扭转的控制装置（图 6.2a），该装置强制压缩并固定镜身内的金属圈，就像自行车的刹车闸线一样（图 6.2b，c，视频 6.2）。压缩线圈可加硬结肠镜，这些线圈就藏在操纵杆或插入部的线管内。离弯曲部尖端最近的 30cm 一直都是松弛的。使用硬度可调节的结肠镜的好处就是无须撤回或更换结肠镜，内镜操作者可以选择相对软的操纵模式来通过弯曲部分的结肠，然后扭转到较硬的模式，在结肠镜变直以后防止镜身结袢，尤其是到达结肠脾曲时。

因此，硬度可调节的结肠镜在一条肠镜中同时包含了标准肠镜及小儿肠镜的诸多优点。这种结肠镜对大多数检查前被判定检查难度大，尤其是因为无法控制的结袢和不适的患者来说操作更容易，创伤更小。而许

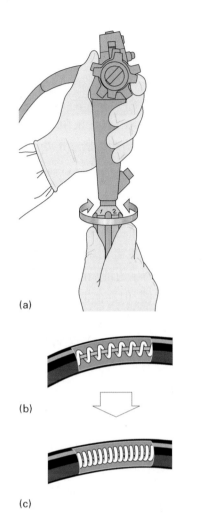

(a)

(b)

(c)

图 6.2　(a) 硬度可调节的结肠镜在操纵杆上有一个可扭转的控制装置。内部弹簧金属线圈 (b) 内的拉线压缩线圈并使其 (和内镜) 变硬 (c)。

多初诊患者常常较难操作，一条长的、硬度可调节的肠镜就是我们的首选。

小儿肠镜

　　小儿肠镜直径较小 (9~10mm)，既有标准肠镜 "柔软" 的特点，又有可变硬度的特点。它们不仅在婴儿及 2~3 岁幼儿的检查中有重要作用，在成人肠镜中亦扮演重要角色，从而成为一些熟练内镜操作者的首选。小儿肠镜能够检查标准肠镜可能无法通过的狭窄和吻合口，同时也更容易通过有术后粘连

或严重憩室病的肠段。小儿肠镜弯曲部更灵活，可以翻转观察某些棘手位置的息肉，无论在近端还是远端，以保证息肉的完整切除。软的小儿肠镜同样能很舒适和容易地插入结肠脾曲，由于它能与结肠保持同步螺旋，从而避免难以通过降结肠。

　　小儿肠镜同样能用于受限制的成人肠镜检查，如狭窄或憩室病 (因为它有更短的弯曲部，但下旋角度受限)。而胃镜较硬的镜身使其与小儿肠镜相比不适宜婴幼儿的肠镜检查。

器械检查与故障排除

　　在检查前必须检查结肠镜的功能是否正常，如有问题，在检查过程中将会很难识别或需花很长时间来补救。没有额外问题的结肠镜检查已经足够难。

　　给气给水检查在每一次结肠镜检查前都非常重要。由于给气给水有一段短的公用通道 (见图 2.5)，同时检查气水功能的最快方法是按压气水帽后在镜头前端观察有无喷水。一旦检查开始，评估气流与给气压力会很难，所导致的视野不良使得结肠镜检查看起来很难，或者结肠显得 "过度收缩"，结肠腔暴露不良。如果在检查前就能发现并纠正这些问题，或换条结肠镜，能够避免浪费很多时间。

　　如果给气一点也没有的话，检查一下光源。主机上的气阀是否已打开？导光管及水瓶连接处是否已推到底，水瓶是否已拧紧？橡胶密封圈是否在水瓶连接处？气水帽是否完好且位置得当 (如果是二氧化碳气帽，同样是否在位)？ 如果不是的话容易导致气体泄漏。如果还有疑问，可以通过在镜头顶端吹起橡胶手套的大小来证明气压气流是否适当。

　　水洗故障很少见，除非水瓶缺水或气水帽有问题。

吸引故障可以由吸引帽堵塞或吸引管道被杂物堵塞导致,而前者通过仔细检查或更换吸引帽就能够解决。如果堵塞发生在镜身内,可以通过向活检孔道注水来去除堵塞物。移除吸引帽,用手指堵住操作部一端的吸引口能够快速提高吸引压力,快速清洁整个系统(如要吸出息肉标本时)。直接在吸引通道开口使用吸引管同样能够有效清除微小杂物。最后,还可以使用 50mL 的囊样注射器从导光软管一端的吸引口逆行注射来清洗整个吸引系统。在此过程中,需要按压吸引帽,同时堵住活检孔来避免不快的(反流的)意外。

附件

所有常用器械都可以在肠镜中使用,如活检钳、圈套器、回收钳或回收网篮、注射针、细胞刷、冲洗导管和扩张球囊等。长的或中等长度的器械能够在较短的肠镜中很好地使用,所以要求所有器械能够适应最长肠镜的常规使用。通常商家的某些附件要比另一些附件好用,尽管都可以应用于所有的肠镜,在更新时不妨询问一下同行们的意见。

二氧化碳

CO_2 灌注很值得推荐,但遗憾的是,只有一少部分肠镜学家在使用。CO_2 取代空气最初是因为在电凝电切术中结肠内气体的潜在爆炸性。然而,除了使用甘露醇做肠道准备,其他药物准备好的结肠并无残留可爆炸气体。不过,即使是常规检查,CO_2 同样有惊人的优势,它比空气的吸收速度快 100 倍(通过循环系统吸收,从肺呼出)。这就意味着使用 CO_2 检查结束后 10~15min,小肠结肠已完全无气体,随之患者腹部也瘪下去,但如若使用空气灌注,在几个小时内,气体膨胀会持续存在并导致腹胀和腹部不适,对

肠易激患者而言会更痛苦。在不太可能发生的穿孔或气体泄漏(气腹)时,空气可能会增加风险,而可以快速吸收的 CO_2 和结肠的充分准备能够显著降低风险。

任何肠梗阻、假性梗阻、狭窄、严重结肠炎、憩室病或功能性肠病的患者能够从使用 CO_2 而不是空气中获益,包括舒适性和安全性。

同时有故障保护减压特点的低压力流量控制的 CO_2 递送系统已经上市。这一系统的应用避免了患者面临传统流量计故障所导致的气罐高压力的风险。CO_2 气阀可以替代普通气水帽,但在实际应用中,将 CO_2 供气与水瓶相连(图 6.3)后使用普通气/水阀更简单,因为适度的 CO_2 泄漏到房间内的空气中和房间中多一个人一样没有意义。

结肠镜环的磁力图像

我们在检查过程中有必要了解镜身是如何弯曲的及镜头在肠道中的位置。1993 年,两个英国团队介绍了磁力成像的样机,在电脑监视器上以移动的 3D 图像呈现了结肠镜镜身外形的相对位置。在肠镜内的小线圈(或线圈在一个探针中进入肠镜的孔道中)产生脉冲磁场激活患者身旁接收

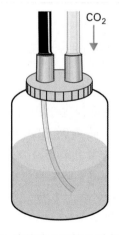

图 6.3　直接将 CO_2 输送到水瓶中。

器中的更大的传感线圈,以使电脑形成一个实时监控的图像展示出来(图6.4)。市面上在售的有两个系统:内镜检查指示系统(奥林巴斯公司)(视频6.3)使用的是在镜身内的线圈,而富士磁力内镜成像系统基于导管插入普通结肠镜活检孔道。这些线圈与一台电视机产生的磁场强度差不多,持续使用也很安全,但安装有心脏起搏器的患者除外。

在使用中,磁力图像使得很多之前被认为是困难的或环形结肠者更快、更易操作,并且保证了内镜操作者随时了解结肠镜顶端的位置及镜身是否结袢。磁力图像使结肠镜检查中的很多不确定因素都可以有合理的解释,是初学者和熟练者的福音。磁力图像对于长结肠的患者尤其有帮助,这些人通常有便秘史,合并有痔疮,或对肠道准备反应延迟。

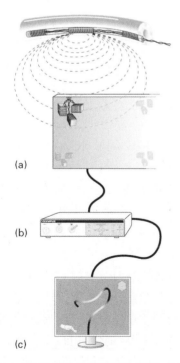

图 6.4　(a)肠镜内的小线圈产生磁场,(b)激活患者身旁接收器中的更大的传感线圈;(c)监视器将信号处理成 3D 图像。

其他技术

其他一些简单直接的标准插入技术的改良技术开始受到欢迎。浸水结肠镜检查就是肠腔内灌满水来消除软的结肠袋使结肠变得相对较直。透明帽辅助的结肠镜检查使用一个安装于结肠镜顶端的塑料透明帽来辅助越过急弯并且能提高退镜时黏膜的可视度。同样还有很多新技术来提高插入法和观察度(如电脑控制的弯曲镜,叫作反转内镜),但尚未被常规应用,因此不在本书的叙述范围之列。

解剖

胚胎解剖(及"难做肠镜")

结肠发育的胚胎学非常复杂且有点不可预测,尤其是最后形成肠系膜和固定点,而后者可能能够解释为什么肠镜检查过程中结肠可以被推演出多种螺旋形状(视频6.4)。胎儿期的小肠和结肠开始是一个无功能的肌性管腔,其中点与卵黄蒂相连。该肌性管增长变为 U 形,因其中间有纵行肠系膜(图6.5a)。由于 5 周的胚胎仅仅 1cm 长,不断增长的小肠结肠(图6.5b)被迫进入脐疝中(图6.5c)。在腹腔以外,肠袢这才分化出小肠和大肠。到胚胎发育的第三个月,胚胎已经 4cm 长,有空间让肠袢回到腹腔内,先是小肠,再是大肠。回纳过程是以一种可预测的顺序,结果是结肠在外周环一圈,所以盲肠在右季肋区而降结肠在左腹部(图6.6a)。

随着结肠继续延长,盲肠通常会降至右髂窝。此时横结肠系膜是自由的,而降结肠和升结肠的系膜被充满液体的庞大的小肠推至后腹膜上,因与系膜联合,升结肠和降结肠成为腹膜后的和混合的(即使并不总是,见下文)(图6.6b)。

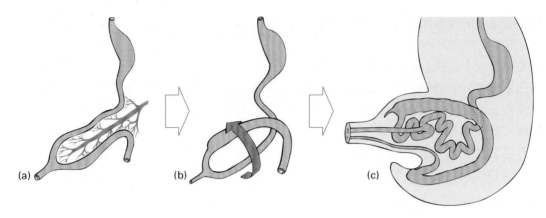

图 6.5　(a)胎儿期的小肠和结肠始于纵行肠系膜，(b)然后随着小肠的增长而扭转，(c)在胚胎 5 周(1cm)至 10 周(4cm)期间被迫进入脐疝。

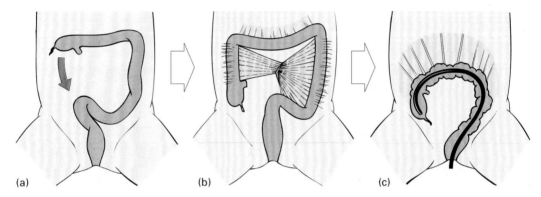

图 6.6　(a)胚胎结肠向肠系膜延伸，(b)肠系膜和腹膜在 3 个月时发生部分融合，(c)不过有时结肠仍可移动。

　　结肠系膜如未完全融合到腹后壁将导致一个相对自由浮动的结肠。这样一种可移动的结肠对于内镜医师来说简直就是噩梦，因为没有一个固定的点来起杠杆作用，常用的"诀窍"很少能够起作用，因为这些诀窍大多数都是要靠有支点的退镜和杠杆作用。这种非正常发育的变化可能是由于早期胚胎发育时肠管的肠神经分布缺陷所导致。一条松弛的、庞大的、功能紊乱的胚胎小肠结肠在腹腔外脐疝中将会保持比平时更长，直到发育中的腹腔大到足够再还纳它。庞大的结肠延迟还纳入腹腔将会错过腹膜后的固定及融合这一"具有里程碑意义的时刻"(通常

在妊娠后 10~12 周)。长的可移动的(且功能紊乱越来越严重的)结肠在不同时期有不同的临床表现，在儿童期表现为大便颜色改变及出血，在青年时期表现为便秘，在成年期表现为痔疮、排便习惯改变及胃肠胀气。

　　在内镜检查时，这样的结肠都非比寻常的宽、长，且常常是不典型的环形，但当结肠镜从盲肠开始退镜时，也能够获得大幅度的短缩和肠腔缩小(通常可短缩至 50~60cm)，这就说明了肠管固定的缺失。其他一级亲属(特别是女性，有时传递数代)中排便习惯困扰、便秘及腹胀等的发生频率说明这是一种

基因决定的发育异常。如果这些亲属做内镜检查，就会发现他们的结肠（还有胃、小肠）都是巨大、冗长及移动度高的。

　　文献中没有这种融合失败、持续存在的结肠系膜以及自由度的发生频率的报道。在尸检中发现有 36% 有降结肠系膜，而升结肠的比例为 10%。降结肠系膜持续存在不融合是大多数过度结襻及奇怪结构形成的，而后者通常可在结肠镜通过左半结肠及脾曲时出现（图 6.7）。偶尔还会出现盲肠没有下降而固定在右季肋部的现象（图 6.8）。其他人同时有游离的结肠系膜存在，因此盲肠是活动的，在结肠镜推进时可形成奇怪的形状（图 6.9）。我们做的围术期的研究表明，亚洲患者预计比欧洲患者的结肠更固定。

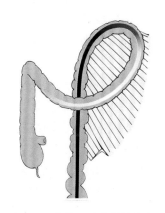

图 6.7　降结肠系膜持续存在。

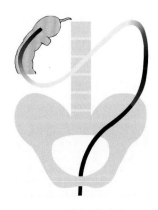

图 6.8　倒置的盲肠。

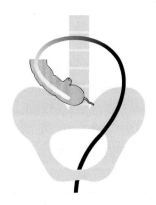

图 6.9　可活动的盲肠。

内镜下解剖

　　肛管，长 3cm，向上延伸至鳞柱状上皮交界处或齿状线。感觉神经分布及由此而产生的黏膜疼痛感觉，在某些程度上可能延伸至末端直肠 5~7cm。在肛管周围是肛门括约肌，通常为紧张性收缩。肛门可能是变形的、有瘢痕的，或有现在或之前的局部病理学检查使之敏感的，包括痔疮或其他情况。正常人肠道准备后也有疼痛发生。

　　直肠静脉汇入体循环而不是门脉系统，这一事实可能导致两个严重后果：

　　（1）错误的圈套切除一"堆"可能导致灾难性大出血。

　　（2）在末端直肠切除无蒂息肉前黏膜内注射浓度高于 1:200 000 的肾上腺素有很大的诱发潜在致命性心血管事件的风险（然而，结肠的脉管系统是汇入门脉系统，因为可由肝脏代谢，所以高浓度肾上腺素常常在近端结肠使用）。

　　直肠向近端延伸至距肛门 15cm，在其中部可能有一个宽大的壶腹和三个或以上永久性的部分或半月襞（亨氏瓣），这形成了潜在的盲区，在这些盲区（还有远端直肠），内镜操作者可能会漏掉重要病变。如果条件允许的话，电子检查、直接观察、刚性直肠镜对于完善这一区域的检查都是必要的。可摄影直肠镜(肛门镜)是观察肛管、直肠黏膜脱垂或痔疮的一种简便的方法,但不可观察直肠的剩余部分(直肠需要充气来仔细观察,并且如果可能的话,还需要反转观察)。突出的有点扭曲的静脉是直肠黏膜正常的特征,不应与血管瘤少见的明显蔺行的血管及门脉高压某些病例中的扩张迂曲的静脉曲张相混淆。

直肠末端的 10~12cm 是腹膜外的,使得该部分进行如内镜黏膜下剥离术(见下文)切除无蒂息肉等治疗相对安全。其口侧段直肠即进入腹腔,被腹膜包裹。然而大肠表面缺乏感觉神经分布,无疼痛感觉,所以患者可能在距肛门 5~7cm 范围之内感觉到"烧灼样痛"。而这对于息肉切除术来说很好解决,只需黏膜内局部注射麻醉剂即可。

黏膜"微解剖"对于敏锐的内镜操作者来说是看得到的。这包括光亮的表面黏液层, 大约 30% 的黏膜细胞可以分泌黏液,被称为杯状细胞,这是由于它们在黏膜内的薄片形状。有保护作用的黏液层表面反射而形成的"高亮"能够很好地显示其下的细节,如环行肌纤维的弧形压迹、微观腺窝及腺管开口形成的斑点的筛样表现。小的异常,如明显的淋巴小结和最小的息肉或平坦型腺瘤通常能通过上述表现或黏液层的"对光反射"被首先发现。黏膜柱状上皮,大约有 50 个细胞那么厚,是透明的(与皮肤表面的角质的鳞状上皮不同),通过它能够很清晰地看到成对的小动静脉的细节,后者形成了正常的黏膜下"血管形态"。

结肠肌肉组织分化成外侧的三束纵行肌肉束或称为结肠带,及内侧的被包裹的环形肌纤维。内镜操作者有时可看到两层肌层(图 6.10)。因为非常薄壁的、宽大的结肠会在结肠带中间部分突出,而使内镜下可见一个或更多的纵行皱襞一样的结肠带,环形肌肉组织在镜下表现为表面黏膜下细小的反

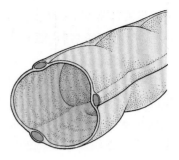

图 6.10 纵行肌束(结肠带)可明显向结肠内隆起。

射的皱褶,在痉挛的、张力亢进的结肠尤其明显。末端结肠因需容纳推进成形便,所以其环形肌比近端结肠更厚,表现为环状(图 6.11),其间有结肠袋皱褶形成的脊状压痕。而管壁较薄的横结肠则维持由结肠带形成的三角形。

结肠袋将肠腔分截段。而这在近端结肠较明显,有时会形成盲点,鉴于结肠袋在乙状结肠的憩室病中会异常肥大,这同样会给操作者增加操作难度。

对于年老者,乙状结肠解剖通常是窄的、管腔变形的,因为肥厚性憩室病导致环形肌肉环增厚,有时其外部还会因结肠周围的炎症后反应过程或黏附而被固定。在憩室病患者肌肉环表面上覆盖的多余的、脱垂的黏膜皱褶可能会因创伤而变红,有时也可显示局灶组织学的炎症反应。

外部结构通过结肠壁也是可以看到的,典型的如脾或其近侧端的肝的蓝灰色斑。乙状结肠可见其临近的左髂动脉的搏动,右髂动脉搏动在其近侧端可偶尔看到。明显的大

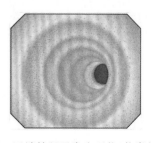

图 6.11 远端结肠通常为环状,伴脊状压痕。

动脉及心脏的搏动在横结肠可见。小肠气胀或蠕动运动偶尔可通过结肠壁看到，尤其当它在盲肠一端印出凹痕时。

插入法

操作前检查应在插入前检查内镜的所有功能、光源及附件(见上文)。干净的镜头和正确的颜色[电荷耦合装置(CCD)的白平衡]同样重要。

通过肛门的插入必须是温和的。器械顶端不可避免是钝的(镜头决定了不能是流线型的)，如果患者括约肌紧张或已有肛门区疼痛，过快或过于用力地插入对他们来说可能是痛苦的。肛门鳞状上皮及肛门括约肌的感觉机制使其成为结直肠痛觉最敏感的区域。

有很多方法来插入肠镜(视频6.5)：

• 在右手上戴两只手套，在插入前用较多量的润滑剂先进行指诊，一方面在该潜在盲区检查有无病变，另一方面预润滑及放松肛门。肠镜头端以倾斜的角度通过检查者的示指用力，直到肛门括约肌松弛即插入肛门(图6.12a)。

• 沿着示指的指引，使用大拇指推进肠镜头端，同时示指退出肛管(图6.12b)。肠镜弯曲部放松的趋势是可以避免的，只要一开始保持竖直、锁紧角度控制钮并温和地插入。

• 直接法，在肛门口涂抹大量润滑剂后直接插入肠镜(图6.12c)，这样省了一只手套和一些时间。肠镜头端一进入肛门口就给气能够获得视野及镜身的插入。

紧张或强直的括约肌可能需要时间来放松，据说让患者"盆腔用力"对此有帮助。允许有额外的15~20s使括约肌松弛是一个人道的开始，尤其是对于直肠肛管有病变或盆底功能障碍的患者。结肠炎患者的括约肌比正常人更紧张，大概是因为长时间地控制排便。

可摄影直肠镜

刚性直肠镜在正常结肠镜检查后出血患者的检查中有重要作用，可以观察直肠肛管区有无黏膜脱垂、痔疮或其他疾病。很简单地在直肠镜前面插入摄影内镜的头端，患者也可以看到肛管直肠的情形，一旦移除插入套管，直肠就会皱缩，就很难看到了。该检查同时提供了便利的光源和很好的方式能让患者看到皮赘、乳头状突起或其他平常看不到的局部特征。操作者通过监视器图像指引来完成可摄影直肠镜操作(图6.13)，所以

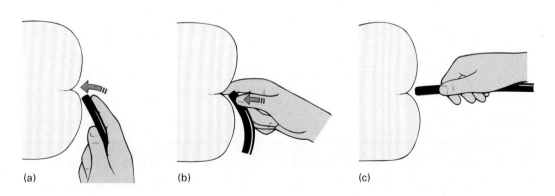

(a)　　　　　　　(b)　　　　　　　(c)

图 6.12　肠镜插入的不同方法：(a)手指支撑弯曲段；(b)推进肠镜头端，撤出检查手指；(c)涂抹大量润滑剂后直接插入。

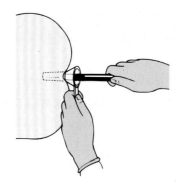

图 6.13　可摄影直肠镜。

就有机会获得录像或图片。在很多无法解释的出血病例中，这将很肯定地让患者看到可能的(痔的或黏膜的)创伤来源。

直肠的插入

一片红通常是肠镜插入直肠首先看到的。这是因为镜头被压在直肠黏膜上。需要依次进行以下步骤(视频 6.5)。

(1)给气使直肠膨胀。

(2)后退并调整角度或轻轻旋转找寻肠腔，在检查过程中首先退镜、观察并思考比盲插能更快成功。

(3)旋转视野，以使粪水在下方。结肠镜头端的吸引孔正好在视野的右下角 (图6.14)，必须在按下吸引帽前有选择地将吸引孔置入粪水中。镜身旋转(右手操作)的同时上下打钮(左手操作)以保持视野，这要求协调性。在检查过程中，有经验的单人操作者通常用拧转来控制扭转力或 "硬拉出" 头端。宽大的直肠是练习这一技巧的完美场所，因为镜身一定是直的，并且此时精确的手指控制无须力量。

(4)吸引粪水或粪渣来避免在后面的检查过程中有任何可能出现的直肠肛管粪水排出。温暖的、润滑的结肠镜镜身来回进出通常使患者有失禁的痛苦幻想。知晓直肠没有粪水可排且排气也不会出现"事故"对每

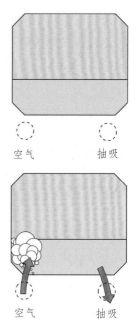

图 6.14　结肠镜吸引孔在视野右下角，气孔在左下角。

个人都是喜讯(不仅仅是操作者)。

(5)最后就是推进，但只有当获得了充分的视野并且合理的视野时才可以。

(6)在头几个弯曲时控制扭转力，使用单独上下打钮或旋转镜身来获得最好的横向移动，而不是不必要地使用横向打钮。"控制扭转力"(有控制的镜身旋转和螺旋运动)是肠镜熟练操作的重要一环。

反转观察

反转观察在直肠很重要，因为直肠相对较宽大，即使有广角镜头也较难检查彻底。需要非常仔细地结合改变角度和旋转镜身来充分观察大的皱褶或亨氏瓣的背后。在宽大的直肠中，最末端是一个潜在盲区，但巨大的直肠壶腹的大小将使头端反转相对容易。具体操作如下：

(1)退回至末端直肠最宽的地方。

(2)两个方向的角度均打到底。

(3)同时用力旋转镜身。

(4)推进镜身，使头端向肛门边缘反转

（图 6.15）。

反转观察在小的、窄的直肠并不都可能完成，但在这些患者中，广角（130°，近乎"鱼眼的"）镜头的肠镜就能冒着最小的盲区风险观察清楚。

操作："单手""双手"或双人？

大多数熟练的操作者更愿意选择"单手"操作法，即操作者一手控制角度钮和阀门，另一只手插入或旋转镜身（视频 6.5）。然而，有很多人用两只手控制角度，还有很少一部分专家很成功地使用"双人"操作法，需要一名助手来操纵镜身。

双人肠镜检查

双人肠镜由一名助手操纵镜身，而操作者使用两只手控制肠镜操纵杆，左手控制上下钮、气水帽及吸引帽，右手调左右钮。结肠镜操作的人体工程学都是基于胃镜的（最初是胃内照相机），且根本上被设计为两只手操纵。然而对操作者来说，胃镜短而硬，很容易操作，而肠镜又长又软，并不容易操作。在此方法中，助手扮演了单人操作者的右手的角色，根据操作者的口头指令推进和撤回镜身。一名好的助手能在某种程度上感知镜身，并可以使用旋转。然而，更经常的是助手往往只顾推进，从而导致了不必要的结袢，这

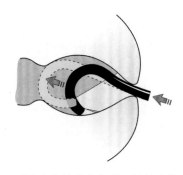

图 6.15　两个方向的角度控制，旋转和推进镜身，在直肠反转。

对操作者而言不明显，但患者会感到疼痛。

除非操作者/助手团队协作是熟练的、有互动的，否则，双人肠镜操作法可能会是没有章法的、笨拙的。和其他两个人完成的复杂的挑战一样，一个人并不十分清楚另一个人在做什么。

在偶尔困难的情况下，例如，当通过一个棘手的角或圈套一枚困难的息肉时，任一操作者都会请助手短暂地稳定及控制镜身。除此之外，对于大部分肠镜检查，我们不推荐双人操作法。

"双手"单人技术

"双手技术"是一种折中的办法，操作者当需要时使用两只手控制角度，操纵镜身插入并控制扭转。双手操作法主要是手较小的人使用，他们很难控制两个角度，除非使用右手。每一次控制角度都会使操作者短暂地放开镜身，导致控制镜身的某些缺失并且有一种插入生疏的感觉。一些操作者巧妙地改进了该方法，就是一旦右手需要操作时，把结肠镜镜身固定在大腿和检查床中间。

偶尔使用双手操作是完全可以的，但如果右手用于操纵角度过于频繁，操作者就不能有效地控制扭转。同样地，如果右手离开镜身时间太长，操作者就会犹豫不决，应该最多用 1~2s 来完成一个角度调整，就把手放回去操纵镜身。

"单手"单人肠镜操作法：控制扭转力

我们推荐单手肠镜操作法，操作者只用左手控制结肠镜操纵杆的全部（角度控制钮、阀门、转换钮），剩下右手握持镜身（图 6.16）。这给了操作者更多的控制力及感知结肠镜起袢及弯曲的机会。

• 姿态一定要放松，以放松的状态来握持肠镜。肠镜检查通常需要精细而流畅的动作，就像小提琴演奏家一样，需要同样平衡

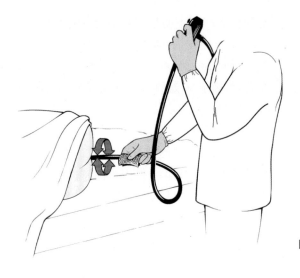

图 6.16　单手操作镜身。

的位置和操作。

• 在镜身(插入部)远离肛门口 25~30cm 的地方握持。很多操作者握的位置距离肛门太近,结果导致需要频繁更换握持部位及不平稳的插入。在稍远处握持镜身有助于更顺滑地插入,更简单地使用扭转(维持旋转力)并更好地感知有关力量。

• 以手指握持镜身,为了清洁并增加摩擦力,应垫以纱布,以便能够灵巧地感知并操纵镜身。手指握持(图 6.17,视频 6.5)被用以精细动作和准确操作(如一把钥匙或一个小的螺丝刀),相反地,笨拙的整只手握持则用于锤子或大螺丝刀。手指握持容易判断出镜身是移动自由的(直的)还是有抵抗的(弯曲或结袢)。在拇指与示指之间旋转镜身能够使镜身旋转最高 360°,而旋转手腕能获得

的最大度数为 180°。

• 应使用纱布或手绢来获得更好的镜身感觉和摩擦力,同时防止因润滑剂导致的滑动并增加清洁度。

• 训练左手手指(图 6.18)。只用两根手指(无名指和小拇指)握持操纵部使中指承担非常重要的角色,即辅助拇指。大多数操作者不假思索但不必要地使用了三根手指来握持操纵部,因此发现满角度的移动是棘手的。单手操作同样会更简单,如果第一个手指单独操控气水帽或吸引帽,同样使中指空闲来帮助拇指操控角度钮。对于那些相当大的手来说,左手拇指同时操控上下钮和左

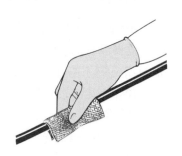

图 6.17　应小心握住镜身,并垫纱布在拇指和手指之间增加摩擦和触感。

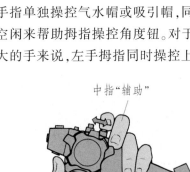

中指"辅助"

图 6.18　单手控制:示指单独启动空气/水和吸入阀;中指辅助拇指控制角度。

右钮是行得通的(图 6.19)。

• 协调左右手的操作。操作者就像一个操纵木偶的人,通过操纵尾巴推进一条蛇形木偶,能够控制它的头部通过它的眼睛观察,但其缺少蛇身的情况,因为在腹腔内是看不到的。单手肠镜操作法,为了有效且流畅地控制蛇身,每一只手都必须通过训练以满足合适的条件。左手控制操纵部,包括气水帽、吸引帽及上下钮(图 6.16),必要时加大拇指调节左右钮(图 6.19)。右手通过感觉反馈和灵巧的活动,提供熟练肠镜操作的艺术性。由于结肠是连续的一系列小弯曲和回旋,需要头端转角、镜身移动并频繁按压气水帽和吸引帽的多重结合。任何小的延迟和不协调的移动很快总和在一起,会延长不必要的操作时间。

• 谨慎、仔细地转向。转向动作必须是提前的、慢的和准确的(而不是急的、不稳定的)。转向的缓慢开始使得如果头端移动方向错误,可以在很小范围内终止。而错误方向的较快转向会丢失所有的视野,并且可能用另一个很大的转动也无法改正。成圈的旋转是不必要和不雅的。每一个单独的移动都必须是慢的、有计划的。

• 旋转转向包括首先合适地上下打钮,然后不用左右钮而沿顺时针或逆时针方向用右手旋转镜身。由于头端成角,所以应在侧面准确、快速地旋转(图 6.20,

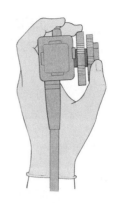

图 6.19 拇指可以控制左右钮(如果手合理放置)。

视频 6.5),从而使左右钮变得不必要。旋转 转向不可避免地会受头端成角指向方向的影响。向上打钮同时顺时针旋转会让头端向右运动,如果向下打钮则向左运动。旋转同样是非常有价值的方法,使肠镜头端定向,以有效吸引粪水或精确定位病变(见图 6.14),所以能使活检和息肉切除更简单快捷。

• 旋转转向只有当镜身是直的才有效(图 6.21a)。当镜身起袢时,旋转的力量将会被袢抵消(图 6.21b)。当镜身取直时,拧转镜身就是一个很好的在弯曲部旋转或螺旋前进的方法。如果弯曲部是个急弯且固定,拧转会非常有帮助,当试着推进时将很可能使镜身结袢而不是头端推进。

• 镜身袢的旋转操控避免了旋转转向。解袢的准则将在下文讨论,应用镜身旋转力

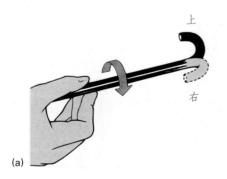

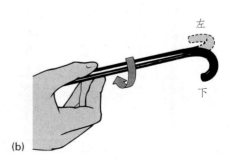

图 6.20 顺时针旋转镜身:(a)向上的头端转向右,(b)而向下的头端转向左。

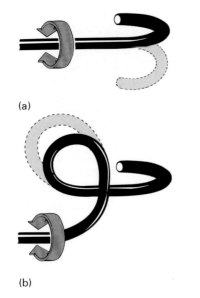

(a)

(b)

图 6.21　(a) 只有当镜身是直的旋转才能影响前端,(b)当镜身起袢时,旋转的力量将会被袢抵消。

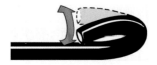

图 6.22　如果前端成角最大,侧向控制钮不起作用。

转转向,因为太用力地使用左右钮将加压于角度线而不会改善视野或帮助插入。

乙状结肠镜:精确的操作

乙状结肠是一个有弹性的管道(图 6.23a)。当充气时,它会变长、变扭曲,当抽气后,它会很明显地短缩。当被结肠镜伸展开时,特别是过度给气时,肠道会不可避免地结袢和形成急弯(图6.23b)。然而,它也能通过抽气短缩,在结肠镜上套叠成旋绕的几厘米(图 6.23c),就像卷起的衬衫袖子在胳膊上形成的皱褶。

量可帮助拉直螺旋形袢。松释 "肠袢旋转"(顺时针或逆时针)以获得"旋转转向"向其他方向将会使镜身重新解袢,但这是可以避免的,可通过控制角度获得前者要求的旋转运动。

• 频繁吸气,少吸粪水。在插入过程中,清晰的视野并不必需。当看到完全膨胀的结肠或患者感觉不舒服,吸出过量的气体,直到结肠轮廓开始起皱和塌陷,这就使结肠更短、更容易操作。已经排空直肠的粪水后,在剩下的插入阶段就只在需要保持视野清晰时才吸引粪水。在插入过程中会有很多剩余

• 用力打钮是无效的。有一个角度打死后,另一个角度不管如何调整只能很小地旋转弯曲部,几乎不影响角度的改变(图6.22)。因此,由于弯曲部的问题,应关注旋

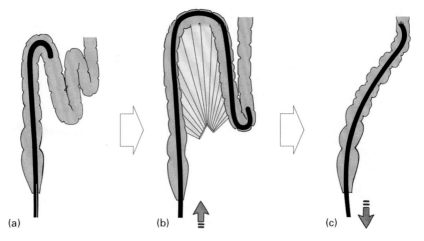

(a)　(b)　(c)

图 6.23　(a)乙状结肠是一个有弹性的管道,(b)前推会结袢,(c)向后拉会缩短和伸直。

粪水形成的水坑，每一个吸引都会浪费时间、丢失视野并需要重新充气。通常更好的做法是在吸引之前充气，因为在粪水中盲吸通常是无效的并可能导致黏膜"吸引泡"。当需要清晰视野时，非常适宜在水面以上插镜，因为剩余的粪水在退镜时改变体位会更容易被吸引或消除。

• 尽可能少地给气。膨胀的结肠与不膨胀的结肠相比更不容易进镜也更不舒适。在检查过程中为了保持视野，需要适当给气。给气的原则就是"需要多少给多少，尽可能少给"，看清肠腔但不过度充气非常重要。

• 气泡应被避免或消除。气泡是由在水下给气（在给气前调整头端高于水面，见图6.14）或依靠胆汁酸盐的清洁作用造成的。气泡影响视野的清晰度，但在活检孔道注射20mL硅油乳化剂后能立即分散，随后需注射 20mL 空气来清洁孔道。用以给婴儿避风的准备适宜这一目的。

• 利用所有可见的线索。一个满意的视野对进镜来说并不重要，但操作者必须尽可能地确定正确的方向或结肠腔的轴心，并于插入前再次确认。有了表面黏膜的局部视野或特写，通常有很多线索来寻找肠腔方向（视频6.6）：

—管腔（当抽气或痉挛时）就在皱褶汇聚的中点（图6.24）。

—向最暗的（光线最差的）地方，因为那是离结肠镜最远而离管腔最近的地方（图6.25）。

—亨氏瓣或环形肌起皱形成的凸形弧的中点就是正确的插入方向（图6.26）。

—在宽大的结肠中，结肠带的肌肉主体（图6.27）表现为纵行皱褶，后者与肠腔方向一致。

• 旋转转向、单手操作和动脑筋的。每一个弯曲都需要有意识的转向，但结合上下钮和手指握持旋转镜身，乙状结肠的大部分都能够很快通过，不用或很少使用左右钮。成角的头端有效地"螺旋前进"，首先一个方向，然后另外一个，跟着弯曲部的运动。

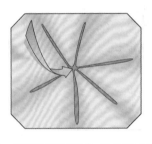

图 6.24　瞄准皱褶汇聚点、肌纤维或反光点。

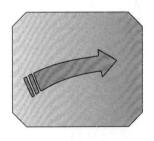

图 6.25　朝向最暗的区域。

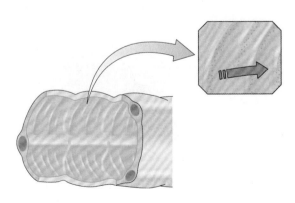

图 6.26　朝向皱褶形成的弧的中点。

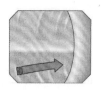

图 6.27　在急弯处纵向隆起(结肠带)可显示肠腔方向。

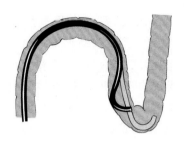

图 6.29　在推进急弯前预演操作。

• 关注监视器视野并抑制正常反应,这一正常反应就是当跟同事或患者说话时看向他们。当操作者看向其他地方时,急弯或小息肉可能会从视野中消失,并需要花很长时间才能重新找到。

• 当有好的视野时,在肠道弯曲前预演操纵动作。一个真正的急弯的表现可能仅仅只是相对于较暗的背景而言明亮的角度反折(图 6.28)。与胃不同,胃内有很充足的空间可以看到操作时发生了什么,而结肠弯曲可能很紧,所以在它们周围调整角度时很容易就没有视野且变得不确定。最好在急弯前停下来,并试着在静止时仍能看到,一旦进入急弯使用最佳的转向动作。"预演操作"使内镜在力学作用下进入急弯(图 6.29)。

• 如果没有视野,立即退。盲插,特别是"满眼红"并完全丢失视野时,通常是无意义

的浪费时间,有可能会引起穿孔。如果在检查过程中的任意一点丢失视野,应控制角度钮不动或完全放开它们,然后充气并慢慢地退镜,直到黏膜和血管形态在镜头前开始缓慢向近侧端滑动(图 6.30,视频 6.6)。向滑动的方向打钮或旋转镜身,肠腔将会回到视野中。盲目地来回转动结肠镜很少起作用,退镜一定有帮助,因为如果弯曲部是自由的,就可以自身拉直。一位熟练操作者在视野丢失超过 5~10s 就接受这一事实,并很快退镜来再次得到视野并重新寻找方向。而初学者在每一个难点周围盲目转镜,就会惊讶地发现整个检查时间过长。

• 只有在不可避免时的几分钟、几厘米才允许偶尔发生没有视野的黏膜滑动。镜头在黏膜表面滑动应该是容易的,伴有黏膜血管在视野范围穿过。只有这一滑动是顺畅的

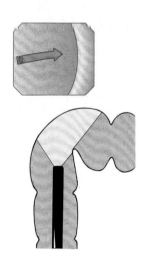

图 6.28　内镜下的急弯视图,在角处有个明亮的皱褶。

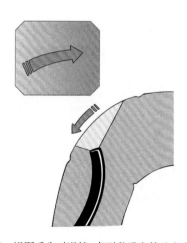

图 6.30　视野丢失时退镜,直到黏膜向管腔方向滑动。

才进镜。如果这一过程停止或引起患者疼痛,应立即停止,退镜并重新尝试。单纯使用力量在肠镜操作中很少用到。

• 尝试改变体位。改变患者的体位,从左侧卧位到平卧位或右侧卧位,不仅仅应用重力作用改变粪水和气体的位置,还使结肠发生运动,通常有难以置信的好结果。一个体位看起来很棘手或不能通过的肠袢或弯曲通常在改变体位后会变得很容易。

乙状结肠和降结肠的内镜解剖

由于插入过程中被肠镜拉伸,乙状结肠为 50~70cm 或更长。而当肠镜完全取直时,它会短缩至只有 30~35cm,这就是为什么在插入过程中仔细观察很重要的原因(如果不想在退镜阶段漏掉病变的话)。乙状结肠系膜在肠镜插入后会在骨盆上缘变为 V 形,但插入状态和长度是变化多样的,而且经常会被先前的炎性疾病或外科手术所形成的粘连改变形态。在子宫切除术后,远端乙状结肠会改变方向,并填补子宫空出来的空间。

结肠镜可能会使结肠延展至其系膜连接极限或腹腔的边缘。骨盆的形状有弧形的骶骨凹陷及前方突出的骶骨岬,使得结肠镜向前方走行(图 6.31a),结果就是镜身

经常在前腹壁结袢,其后才再次向后在左侧椎旁沟内进入降结肠。结果就在通过乙状结肠时形成了一个前后袢,降结肠经常位于腹壁侧方,所以肠袢就倾向于是顺时针螺旋的(图 6.32,视频 6.7),它的重要性将在后文论述。当乙状结肠袢在腹壁前方时,就有可能通过用手按压左下腹来减少或解除(图 6.33)。

降结肠通常在腹后壁下降,沿固定的直线走行,结肠镜很容易通过,除了在乙状结肠和降结肠交界通常出现的医源性急弯(图 6.34)。乙状结肠和降结肠交界只是影像学上的理论标记,但当乙状结肠被结肠镜改变形状时,造成的肠腔成角对于操作者来说是一个很大的挑战。乙状结肠和降结肠交界形

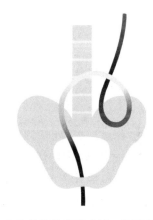

图 6.32 在乙状结肠处形成袢—前面观(顺时针螺旋)。

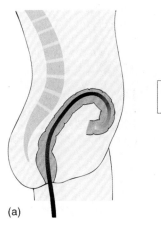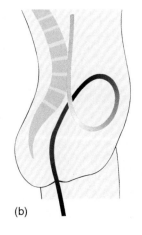

(a)   (b)

图 6.31 (a)乙状结肠在前方成袢,(b)然后向上进入左侧椎旁沟。

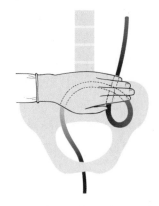

图 6.33　手压限制乙状结肠螺旋袢。

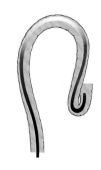

图 6.34　在乙状结肠和降结肠交界处的固定医源性弯曲。

成的锐角一方面是由于解剖因素，如降结肠在骨盆内固定的位置有多远、多低，另一方面原因则是结肠镜插入技术。一个很锐利的发卡弯通常是乙状结肠很长或很有弹性，形成一个大弯，同时降结肠的腹膜后固定位置低到进入骨盆（图 6.35）。有时，乙状结肠很

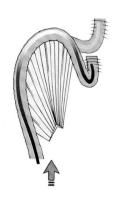

图 6.35　肠系膜的长度和腹膜后固定的程度决定了乙状结肠和降结肠交界的角度。

长，会出现"α 形袢"，这对患者和医师来说都是好事，可以避免在直乙交界成角。"α 形袢"描述了乙状结肠围绕其系膜旋转而成的螺旋形袢，或乙状结肠系膜形成部分医源性肠扭转的形状（图 6.36）。形成这样一个肠袢取决于一个解剖基础，就是短插成 V 形后乙状结肠系膜很容易扭转，前提是乙状结肠够长且没有粘连，降结肠固定无异常。

系膜固定方式多样，这是因为胚胎发育时期降结肠腹膜后固定的部分或全部缺失。结果就是形成各种各样的降结肠系膜，这反过来对于插入过程中结肠镜能迫使结肠变成什么形状有非常重要的影响。如降结肠可能上升至横膈膜中线（图 6.37）或出现"反 α 形袢"（图 6.38）。外科医师很清楚游离结肠并将其拉出腹腔外的难易程度有很大的个体差异，偶尔会出现整个结肠全部游离出腹腔而不需要分离者。对于外科医师很容易游离的结肠通常对于内镜检查来说却很难预测，因为它会移动并且会结成不典型袢。

乙状结肠镜：弯曲

由于弹性或疼痛敏感的原因，结肠通常

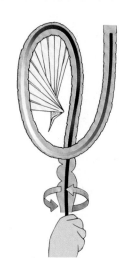

图 6.36　α 形袢——有益的医源性肠扭转。

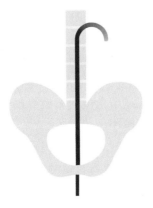

图 6.37　内镜可将完全可移动的远端结肠推至横膈膜中线。

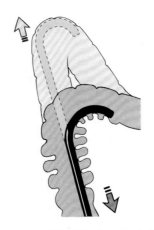

图 6.39　通过退镜,使急弯变平,改善视野。

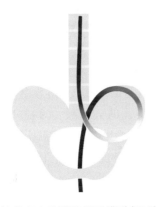

图 6.38　持续存在的降结肠系膜引起"反α形袢"。

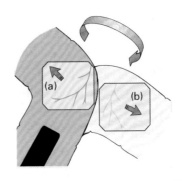

图 6.40　血管的旋转[从(a)到(b)]提示结肠的旋转,因此内镜医师也需要改变方向。

变化很大,尤其是乙状结肠。同样的弯曲度,可能一位患者就可以很好地耐受,另一位就有可能出现无法接受的创伤。结肠镜最具挑战性的部分就是尽可能安全地、温柔地、快速地通过乙状结肠。如何很好地实现它取决于患者个体的解剖和生理、选择的设备以及操作者的手技和判断。

　　通过退镜短缩锐利的或移动的弯曲。到达急弯附近时,如果视野不清,可慢慢地退后已经成钩形的结肠镜,这同时就能减小角度,向远端短缩肠管,向近端取直并且不影响头端有更好的视野(图 6.39)。由于结肠可围绕其系膜旋转,弯曲在上述操作中可能会改变,所有的旋转在特写中表现为黏膜血管形状的旋转(图 6.40)。在来回推拉时,如果

一个自由的弯曲旋转的话,可仔细在特写中观察黏膜血管旋转来判明走行方向。

　　如果能做到以下几点,结肠镜通过急弯将更容易:

　　• 弯曲部的轴线方向是上下(更容易让大拇指操作)。

　　• 镜身是直的(为了更有效地推进)。

　　• 肠道轻微塌陷。

　　• 弯曲部没有过度弯曲(来辅助其来回滑动)。

　　过度打钮,使用所有角度钮,易使肠镜形成弯曲,就不可能来回滑动。在急弯附近想有好的视野很容易忘记这一没有价值的"拐杖柄"效应(图 6.41)。

　　能够看到肠腔并不总代表插入是安全的。现行内镜操作过程中出现的可能的急弯

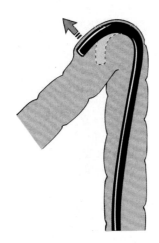

图 6.41　在脾弯曲处放松角度，以避免"拐杖柄"效应。

（见图 6.23b）可以误导操作者，因其前方有很好的视野，而弯曲部中间成 V 形弯曲，对于影响这一急弯毫无希望（如乙状结肠和降结肠交界）。

如果不确定就退镜。

乙状结肠镜：结袢

结肠的长度和固定模式差异很大，周围器官和腹腔的有限容量或任何粘连造成了更多限制。年轻人通常结肠较短，除非便秘或有痔疮。女性，尤其是便秘患者结肠相对较长。较长的结肠更容易结袢，但通常对疼痛相对不敏感（部分原因是结肠容易移动），所以患者可能遭受的痛苦较少。

由于推镜以通过乙状结肠顶点，因此，在乙状结肠有一定程度的结袢是不可避免的（视频 6.8）。

下列情况提示袢曲形成：

- 右手插镜长度同内镜前端前进距离不一一对应。

- 绞痛是结袢最常见的表现。只有患者症状轻微，且内镜头端能快速前进的情况下，少量袢曲才是可以允许的。

- 矛盾运动：即当镜身向深处推进时，内镜头端反而后退，向外滑出（反之亦然），则表明较大袢曲形成。

- 镜身角度调节不自由：结袢时，镜身（内镜头端到袢曲弯曲部位）摩擦力增大，操作者会发现调节角度时，镜身越来越硬，角度变化越来越小。

初学者经常无视这些提示，并对患者的反应不闻不问（或盲目镇静处理），认为暴力操作是理所应当的。结肠镜检查应是（至少大多情况下）灵巧而轻柔的，主要靠手指轻握镜身，进行细小的运动来完成。

镜身伸展结袢，操作者会感觉镜身缠绕于，或者不得不强行进镜。在决定强行进镜或推镜之前，应提醒患者，可能会结袢或引起腹部不适（例如，"我待会儿进镜时，你将会感觉有短暂的绞痛，不过没什么危险"）。这种强行推镜的方法最好不超过 20~30s。稍微退镜，结袢引起的疼痛就会缓解。因此，即使检查中镜身反复结袢，长时间持续性的腹痛也是不应该的。

用手按压腹部是有帮助的，但只有当乙状结肠袢曲在结肠前壁，靠近腹部时，用手按压才有帮助（图 6.31）。腹部膨隆或啤酒肚的患者更容易形成这种袢曲。此时，助手于患者下腹部，袢曲反方向按压，能减轻镜身伸展导致的腹部疼痛，也能使镜身更顺利地向深处滑进。在推镜插入过程中，用手按压可以防止乙状结肠结袢，但一般只需要 20~30s。长时间要求助手辅助按压是没有必要的，尤其是大约有一半的患者，其乙状结肠袢并不位于腹壁附近。

当推进顺利且无明显阻力时，轻微推镜是可以的。仔细操作并适当推镜，可以使镜身沿着乙状结肠肠曲，轻松进入降结肠（图 6.42）。

渐进地向内推镜，应避免骤然进行，乙状结肠袢越小，疼痛往往更厉害，因此操作时要更加精细。这可能是由于肠系膜较短，乙状结肠相对固定，结袢时镜身牵扯也更加固定

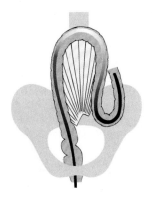

图 6.42　很长的乙状结肠可允许推镜，避免形成"发夹样"弯曲。

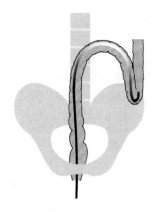

图 6.44　一个"N 形襻"拉伸乙状结肠。

和明显。而乙状结肠较长时，推镜能使镜身更为自由地螺旋式滑进，避免形成过于锐利的弯曲，也不失为最有效的办法。

当镜身结襻，前端不再前进时，忽视或抑制(深度镇静或麻醉)患者腹痛等反应，以及一味地强行进镜都是十分危险的。

较短的或对疼痛敏感的乙状结肠：退镜及短缩肠管，使 N 形襻曲直线化

推镜会不可避免地形成一定的襻曲，但对于较短的乙状结肠，操作者通过反复地退镜、短缩，避免大量送气，并且尽可能地吸气等，可以使内镜在直视下近乎直线地通过乙状结肠，到达降结肠(图 6.43)。这种手法操作起来美观，患者也会比较舒适。

N 形襻在较短的乙状结肠中最为常见，其会使乙状结肠和降结肠交界形成锐角或"发夹样"(图 6.44)。然而，这种弯曲仍可以

取直，并在患者无痛苦的情况下，直线式地顺利进入降结肠(视频 6.9)。

由于乙状结肠和降结肠交界固定在后腹膜上，因此，此处比较适合通过固定内镜头端，向后拉镜来解除襻曲。我们尽量避免在乙状结肠结襻，期望能直线式地顺利进入降结肠。但这需要相当熟练而精细的手法，有时一些内镜专家们也无法做到万无一失。通常，初学者因一味追求或炫耀时间而盲目推镜，容易形成较大的乙状结肠襻或急剧的"发夹样"弯曲(图 6.45a)。这时，应仔细地大幅退镜，并且少注气，少推镜，才能将内镜顺利送入降结肠(图 6.45b，c)。

螺旋形 N 形襻：大多数乙状结肠襻呈顺时针螺旋，即先沿骨盆边缘，向前超出骨盆，后垂直地弯曲变向，向后进入降结肠(见图 6.31)。针对这种情况，单手操作时，可螺旋式地进入降结肠(即有力地边

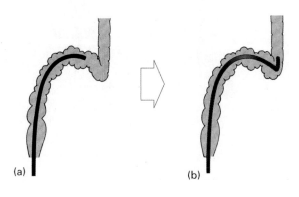

图 6.43　(a)边推镜边吸气，短缩乙状结肠。(b)内镜可近乎直线地到达降结肠。

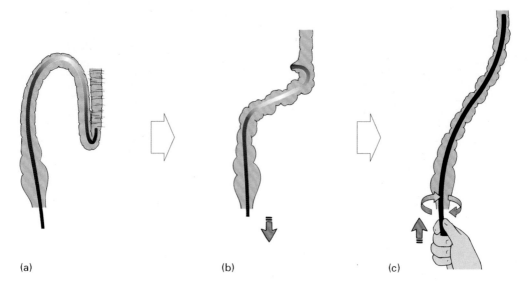

(a)　　　　　　　　　　(b)　　　　　　　　　　(c)

图 6.45　(a)调节旋钮,使内镜头端紧紧勾住固定在后腹膜的乙状结肠后,向后拉镜。(b)尽可能地取直内镜后,恢复头端正常方向。(c)顺时针右旋进镜,到达降结肠。

顺时针旋镜,边向后推镜)。这样,进镜所需力量最小,也避免了二次结袢(图 6.46,视频 6.9)。

对腹痛敏感患者,可尝试这种处理螺旋形 N 袢的短缩手法。通过乙状结肠时,术者要格外仔细和耐心,边向后退镜,边顺时针旋转镜身,并及时抽吸肠腔内气体,尽力使乙状结肠和降结肠交界的弯曲变直。成功的

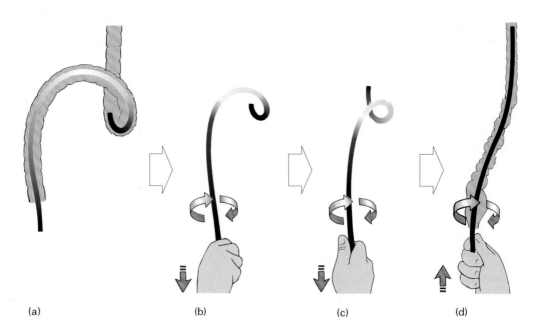

(a)　　　　　　(b)　　　　　　(c)　　　　　　(d)

图 6.46　(a)内镜头端到达乙状结肠和降结肠交界时,螺旋形 N 袢形成。(b)顺时针旋镜并向后退镜。(c)旋镜过程中,寻找降结肠肠腔。(d)肠腔暴露后,依然旋镜插入,以避免再次结袢。

短缩可以在患者无痛苦的情况下顺利到达降结肠。这也就是为什么有的操作者可以无镇静地快速顺利进镜，而一些操作者需常规行深度镇静或麻醉的原因。

乙状结肠和降结肠交界的操作要点如下。

（1）向后拉镜，减小袢曲，能钝化交界处弯曲，充分发挥内镜性能，使其容易插入（见图 6.43）。

（2）在保证视野的情况下充分吸气，缩短肠管，并尽可能地使肠腔柔软圆滑，避免其过分伸展。

（3）腹部按压辅助。助手按压左下腹，减小腹腔空间，抑制袢曲形成。

（4）边退镜、边旋镜，希望使弯曲的内镜头端如同螺丝刀一般旋入降结肠（见图 6.46）。成功的前提是要在 SD 弯曲部固定内镜头端，再配合旋镜、退镜，如同"手风琴"一样短缩乙状结肠。这时，可发现无须送镜，内镜头端可自行滑进降结肠。有时，向后拉镜可使内镜头端紧顶肠壁（图 6.45b）。仔细控制头端弯曲的角度十分必要，任何不当的操作都可能使其失去关键的后腹膜的固定支撑作用而再次脱回乙状结肠。短缩成功后（图 6.45c），操作者会感到暖意入怀，使患者在无痛苦的情况下，十分轻松地将内镜直线形地送进降结肠。

（5）更换体位（仰卧位或右侧卧位），可通过肠腔内镜气体及液体的位置变换，改善乙状结肠和降结肠交界的内镜下视野。有时，特别是右侧卧位时，降结肠向右移动，肠腔走行改变有利于内镜通过。

（6）结袢时强行推镜是最后的选择。与其在失败的短缩中反复尝试、挣扎，不如在充分告知患者后尝试着强行推镜。短暂（20~30s）而适量的推力可使头端沿着弯曲通过乙状结肠和降结肠交界，进而提供再次有效短缩的机会。

插镜轻松时，警惕螺旋形或"α 形袢"形成。插镜过程中，若乙状结肠处未遇到特别急剧的弯曲，镜身插入相对较长但肠腔未见明显锐角，可能提示正在形成螺旋形或"α 形袢"（视频 6.10）。明确袢曲后（透视或磁体成像仪），在尽力退镜短缩镜身之前，应先将内镜送至近端降结肠或脾曲。患者腹部会出现轻度牵拉痛，应安抚患者，使其消除疑虑后继续仔细进镜，直至内镜头端经过有粪水残留的降结肠到达脾曲。此时，镜身插入约 90cm（图 6.47）。中途短缩解袢是错误的，因为这可能使 α 形袢旋转变成 N 形袢，从而导致进镜至降结肠更加困难。有时，在中途短缩过程中镜身也可能滑出，需要重新进镜，从而延长了患者的不适。

冗长的乙状结肠易因推镜形成螺旋形袢，约 60% 的患者会形成螺旋形袢。其中，10% 的螺旋形袢在仰卧位 X 线透视下平贴后腹壁呈 α 形（图 6.48）。应用磁体成像仪

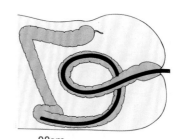

图 6.47　α 形袢形成时，进镜约 90cm，通过有粪水残留的降结肠，到达脾曲（左侧卧位后面观）。

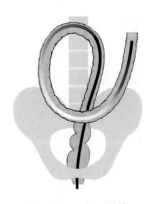

图 6.48　一个 α 形袢。

或 3D 成像仪（ScopeGuide，奥林巴斯）能从多个视角（正、侧位）评估袢曲螺旋的程度（图 6.49a,b，视频 6.11）。在某种意义上，形成螺旋形袢也算幸事，因为这也意味着乙状结肠与降结肠间无明显锐利的弯曲。在短缩前，只需持续送镜（图 6.49c），即可以无阻力且相对轻松地到达降结肠（图 6.49d）。

尝试主动形成螺旋形袢：当乙状结肠较长且扭曲时，操作者应尽力用内镜头端"疏通"那些急剧的转角，使结肠形状重塑为螺旋形，内镜视野会"豁然开朗"，继而有利于成功进镜。以往，这种主动形成结肠螺旋形袢的操作被称为"α 手法"（图 6.50）。其操作要点主要是 X 线下逆时针旋转镜身。早期

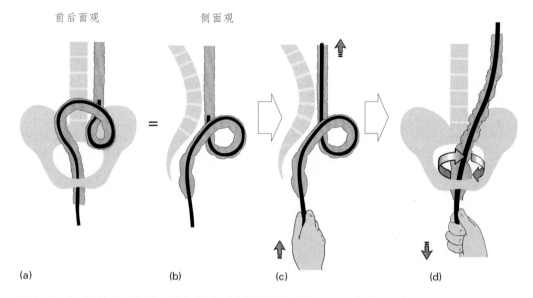

图 6.49　(a,b)许多正位下 N 形袢，侧位下实际是螺旋形袢。(c,d)推镜进入脾曲后，短缩拉直镜身。

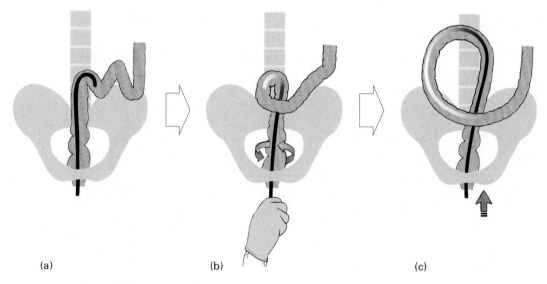

图 6.50　"α 手法"：乙状结肠插入时，使内镜头端沿盲肠方向，逆时针旋转镜身，后推镜，形成螺旋形或"α 形袢"。

结肠镜玻璃纤维束易碎,故其头端角度调整范围比较有限。在这种情况下,采用"α 手法",无须大幅调整角度,便可助其顺利插镜。即便现在使用先进的内镜,特别是在磁体成像仪的辅助下,主动形成螺旋形袢,或对自发形成的螺旋形袢"因势利导",都不失为一种正确的选择。

取直"α 形袢"

为避免给患者带来痛苦,并恢复镜身的自由度,操作者通常在进入脾曲前必须选择合适位置,及时地解除"α 形袢"或螺旋形袢。大多数操作者倾向于在镜身刚到达降结肠上段或脾曲(进镜约 90cm)时就开始短缩镜身,取直袢曲。取直后,镜身插入约 50cm,可容易地通过脾曲。如果在内镜头端,利用镜身摩擦力或结肠弯曲部充分固定之前,过早地开始取直袢曲,可使内镜头端滑脱、退出。这种情况会令每个操作者倍感懊恼和沮丧。偶尔在十分特殊的情况下,如结肠异常冗长且移动度较大,适当的螺旋形袢曲反而能更好地使镜身通过脾曲而到达横结肠。

简单地讲,取直"α 形袢",通过退镜和更有力的顺时针旋镜来解除袢曲,不过是前面提及的"退镜和旋转"手法的一个操作更夸张的版本(图 6.51,视频 6.7 至视频 6.11)。初始的退镜能减小袢曲的大小,使旋镜更加轻松省力。然而,单独的旋镜只会使乙状结肠"α 形袢"变为"N 形袢",并不能取直"α 形袢"。通过同时快速进行两个动作,袢曲能在短短 2~3s 内解除,镜身可短缩为 50~60cm,镜身的自由度也会明显提高。在顺时针旋镜过程中,应将内镜头端朝向脾曲,并顺势插入。应及时采取措施,防止有可能发生的镜身滑脱,如更加有力地旋镜并停止退镜,或主动地使内镜头端勾住脾曲等。这种程度的旋镜并不会给内镜带来损坏。

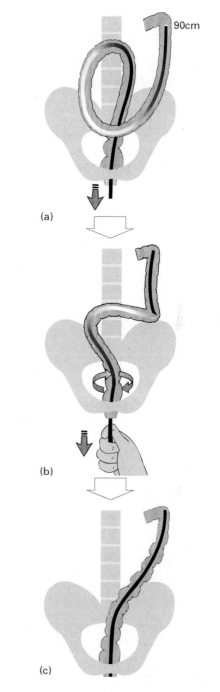

图 6.51　"α 形袢"顺时针旋转并退镜,直至镜身完全直线化。

反向旋转应该是舒适和无创伤的。如果取直袢曲比较困难,或患者感到不适,需重新评估结肠袢曲形态。切忌使用暴力。此时形成的乙状结肠袢可能并非顺时针螺旋形袢，而是一个"反 α 形袢"。在没有磁体成像仪的情况下，操作者必须根据进镜结果、镜身自由度及个人感觉进行判断。

更长的结肠："S 形袢"

当推镜通过乙状结肠时，平坦的"S 形袢"可能形成，而非螺旋形（视频 6.12）。因此，旋转镜身并退镜是无效的。取直镜身的关键是继续推镜至脾曲，利用其弯曲部固定内镜头端后再进行解袢。在头端恰当地勾住脾曲前退镜将可能使内镜倒退，需要再次插镜到脾曲。这种情况使用磁体成像仪评估则比较容易。

不典型的乙状结肠袢和"反 α 形袢"

结肠附件活动性显著时，非典型的袢曲可能形成。内镜可能使活动的结肠被动地呈逆时针袢，甚至合并有顺时针袢和逆时针袢的混合型袢。从操作的角度上，除了需要退镜时正确地反向旋镜外，操作者处理起来，同常见袢曲相比并无差异（见图 6.38）。"反 α 形袢"形成时，内镜头端仍可轻松地进入降结肠，就如常见的"α 形袢"一样，并没有明显的异常征象。由于约 90% 的乙状结肠袢为顺时针螺旋形，无警惕的操作者如仍按常规的顺时针旋镜来处理这种"反 α 形袢"，不仅浪费时间，而且会使事情变得更糟。这时如有磁体成像仪辅助，那这种袢曲形态以及如何解决就一目了然了。仅根据镜身感觉和猜测发现常规旋镜取直不理想时，可逆时针旋镜。有时，镜身旋转的方向需要根据效果依次进行尝试。

解除体外的镜身袢曲

解除结肠袢曲时，可能导致镜身在体外结袢。结构上，结肠镜是由 4 根调节角度的金属线圈和包绕其外的保护涂层构成的。这意味着任何位置的内镜袢曲都会增加镜身的旋转或转向的阻力。此外，袢曲的形成增大了金属线圈的阻力，进而降低角度调节的幅度。因此，内镜袢曲，不论在体内还是体外，都是不希望看到的。体外的镜身袢曲可通过旋转内镜控制部将其转移到镜身中央连接部（图 6.52）。该部在不损坏内部结构的情况下最多能承受 3 个袢曲。这些袢曲有时通过拔出导光连接部即可解开。而熟练的操作者能使短缩的内镜始终保持在其轴线上，不断前进的同时，通过旋镜，就能解除体外的镜身袢曲。

结肠憩室病

在严重的憩室病患者中可能存在肠腔狭窄和肠粘连，选择正确进镜方向时存在困难（图 6.53a）。然而，一旦肠镜艰难地通过该区域后，异常僵硬的乙状结肠的夹板效应可能对于接下来的操作会有帮助，可以避免乙状结肠形成袢。在处理憩室病的肠镜时，秘诀在于高度的耐心，注意保持视野的清晰及旋钮和镜身的操作，同时多配合使用退镜、旋转镜身及螺旋式进镜等操作。如果视野中

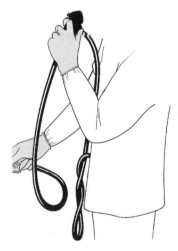

图 6.52　体外的镜身袢曲，可通过旋转内镜控制部，将其转移到镜身中央连接部。

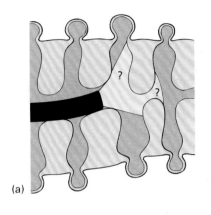

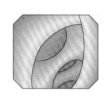

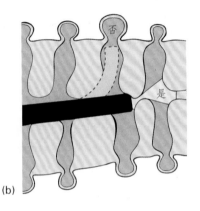

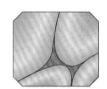

图 6.53　(a)在憩室病的肠镜操作中，确定正确的进镜方向十分困难。(b)憩室通常呈环形出现在视野中，而肠腔一般在憩室的 90°方向上，而且大多呈挤压状态。

出现憩室的全貌，这意味着肠镜头端正好垂直于肠腔的方向。这时一定要旋转镜身或退镜，以寻找肠腔。这时肠腔通常都是变形的，或者是肠腔不明显(图 6.53b)。

运用较细或是活动性更强的小儿肠镜或胃镜可能会使似乎无法通过的狭窄区域、固定的或成角明显的乙状结肠操作起来相对更加容易一些，而且有时还可使患者免于外科手术。

当已经成功地通过了憩室严重的、固定的或是成角度的乙状结肠肠段(尤其是使用较短的肠镜通过的)，如果这时发现接下去的肠段太长、活动性太大，那么这将是内镜医师们的噩梦。

如果肠镜的头端被固定，或者是被其他物体顶住，那么肠镜就无法操作。由于肠镜可以自由地轻易移动，其头端及弯曲部在通常情况下都是带有角度的。如果肠镜头端被固

定，那么强行旋转的话，仅仅只是镜身旋转，而头端不动 (图 6.54)。这是可弯曲肠镜固有的一种内在限制因素，同时也是内镜医师在固定的憩室中不能有效操纵内镜或是无法在一个狭窄的肠腔里获得合适的视野的原因。扭力在这些情况中受影响较小，这也是旋转插入有时特别有用的另一个理由。

在一些结肠壁肥厚、皱襞较多的患者，要想获得充分的视野比较困难，而注水肠镜可能有助于这类肠腔的通过。水比气体扩张狭窄肠段的效果更佳，它具有不可压缩、

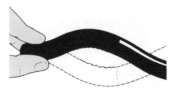

图 6.54　如果尖端弯曲，则无法操纵(相反，轴会移动)。

能够在乙状结肠保持的优点(而不像气体一样有向上积聚的趋势,以及仅仅扩张临近的肠管)。注水肠镜可以使肠皱襞保持远离镜头,从而提高静距离观察的效果。我们的经验是除了在这种情况下,或者是在憩室病狭窄时,相较于传统的注气,配合耐心、体位改变以及上文提及的操作方法,注射肠镜对于内镜医师提供的帮助不大。

如果术后或憩室的粘连使肠腔固定,内镜通过困难或通过有危险的话,那么要做好放弃的准备。如果进镜感到困难,或者肠镜的头端感到有阻力,无法通过控制角度旋钮,或旋转镜身而移动,且患者在尝试插入肠镜的过程中感到疼痛的话,必须马上终止进镜,因为这存在穿孔的风险。有时尝试另外一种镜子(如儿童肠镜、胃镜)或换另一位内镜医师操作的话可能会成功。只有经验非常丰富的肠镜专家,在掌握非常充足的临床理由时,才可以在这些情况下进行冒险操作。通常最有经验的肠镜医师是那些对放弃进镜做了最充分准备的人,他们会考虑改行结肠 CT 检查。

降结肠

降结肠拉直后可长达 20cm,通常几秒钟就可以完全通过。由于上文提到的重力作用,患者左侧卧位时,降结肠可以见到特征性的液平面(图 6.55,视频 6.13)。通常在降结肠的液平面(急诊情况下可能是血)上方

有足量的气体,允许镜身在液平面上方自由地操作。如果液体使内镜操作变得困难的话,那就要求尽量快点通过该处,而不是浪费时间去吸引,然后再充气,或者是让患者变换体位,如平躺、右侧卧位,以使降结肠充气。在普通降结肠的进镜过程中,为使乙状结肠起袢的概率最小化,除了这种体位的变换,频繁地运用右旋镜身,或是用手按压辅助,其他没有什么特殊的技巧了。在一些乙状结肠较长的病例中,降结肠可能会变得扭曲,以至于内镜医师只有颇费功夫通过一系列弯曲和液面见到脾曲后,才能确定肠镜已经到达下一段肠腔了。

末端肠段游离及逆时针螺旋圈

如果降结肠是游离的,没有腹膜后的组织固定的话,那么肠管的正常解剖结构将消失。最极端的情况是内镜可能与腹中线平行(见图 6.37),笔直地通过乙状结肠及降结肠的末端,这样就不可避免地形成了倒置的脾曲以及一系列后续操作上的难题。当出现逆时针旋镜有利于肠镜插入乙降交界时,内镜医师就应该警惕了。这提示一种非常规的逆时针螺旋圈或者是"反 α 形袢"的形成(见图 6.38),可以推测在内镜插入过程必然会出现其他一些奇怪的现象。内镜医师可以通过逆时针旋镜,将游离的肠管向外推向腹壁的侧缘。这样可以使肠腔走行恢复常态,内镜就可以顺着(而非逆行)脾曲进镜,同时可以形成有利于达到盲肠的"?"形状态。这些神秘的操作在透视下或是 ScopeGuide 磁成像下会变得容易理解。

脾曲

内镜下解剖

脾曲是结肠在左侧肋缘下方居中并靠

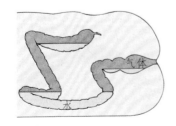

图 6.55   左侧卧位时的液平面。

前的位置成角形成的结构,用手施压是不能
进入的。根据腹膜皱褶能动性的程度,脾曲
的位置是可变的,而膈结肠韧带使脾曲依附
于膈膜表面(图 6.56)。在某些人群中,脾曲
被高挂于左侧季肋区, 而在其他人群中,
脾曲是相对自由的,是能够被往下拉向骨盆
的(图 6.57)。松弛的膈结肠韧带是冗长并移
动的结肠的一个常见特征,这就导致内镜医
师在退镜过程中失去能够发挥杠杆作用的
支撑点,进而使横结肠的操作更难。脾曲的
格局也受患者体位的影响,主要是因为横结
肠对脾曲的作用,在左侧卧位时,横结肠因
重力作用会下垂(图 6.58a),而在右侧卧位
时,横结肠会打开(图 6.58b)。

进入脾曲

　　脾曲是结肠镜检查的"上半场"节点,
结肠镜在脾曲时应从肛门往回拉直镜身至
50cm。这样能够确保在观察近端结肠以
前,结肠镜的控制得当。在近端结肠遇到问
题最常见的原因是结肠镜在脾曲拉直不完
全。持续的肠袢使后续操作更加困难或无
法进行。如果是按照上述原则将镜身拉直通
过脾曲的,那么后续的进镜通常可在 1~2min
内完成。

　　对于那些频繁出现从远端结肠或肝
曲进镜至横结肠困难的操作者,应在脾曲
使用"50cm 原则",这样很可能就解决了
大部分的问题,因为远端结肠已经被完全
拉直了。

　　当结肠镜出现在充满气体、呈三角形

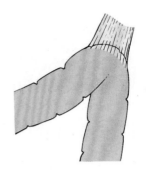

图 6.56　膈结肠韧带。

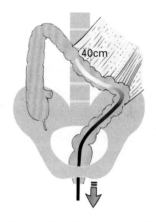

图 6.57　如果膈结肠韧带是游离的,脾曲可后拉
40cm。

的横结肠时,镜身通过脾曲顶点是明显的
(图 6.59)。然而,当结肠镜的柔软、成角的
弯曲部分在毫不费力的情况下就进入了肠
道,那么, 位于镜身引入部分 10~15cm 的
僵硬段的进入并不容易。在左侧卧位时,这
种情况更加明显,因为与仰卧位或右侧卧
位时由于重力作用而打开的脾曲相比(见图
6.58b),横结肠的下垂导致脾曲形成锐角
(见图 6.58a)。

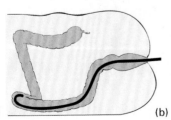
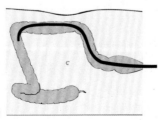

(a)　　　　　(b)

图 6.58　(a)在左侧卧位横结肠下垂,
使脾曲呈急弯,(b)而在右侧卧位(或
仰卧)时重力使弯曲角度变大,使内镜
更易通过。

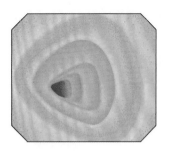

图 6.59　横结肠通常呈三角形。

通过脾曲无阻力或重复环结构（视频 6.14）：

（1）拉直肠镜。当镜头挂住脾曲时,往回拉直镜身直到镜头距肛门的距离为 50cm 左右（根据脾曲的能动性或脾曲的角度,距离可能是 40~60cm）。这样同时拉直乙状结肠环,将脾曲向下拉,并通过脾曲（有报道脾曲撕裂或囊膜破裂的情况,因此切忌使用蛮力）。

（2）如果使用的是可变硬度的结肠镜,可以增加硬度。一旦到达脾曲并拉直镜身,就增加镜身的硬度（从镜头 30cm 处开始起作用,引入部分仍保持柔韧性）,以阻止乙状结肠重新形成肠环并且有助于进镜,使得镜头滑过脾曲。然而,一旦镜身的引入部分顺利地进入横结肠,可再次解除镜身的硬度,以使其余下部分更加容易地通过脾曲。

（3）避免镜头过度成角。"弯曲部分"完全成角导致锐角的形成以至于影响脾曲,进而阻止进镜（"步行手杖把手"效应）。看见横结肠并往回拉镜,小心地去除一点镜头的角度,以使结肠镜沿着弯曲部分的外侧缘进入（见图 6.41）,即使这意味着一定程度上影响视野。

（4）轻轻地吸除结肠内的气体,使脾曲缩短并使其具有可塑性。

（5）使用手压乙状结肠（图 6.60）。在脾曲遇到的任何阻力都可能导致乙状结肠向上伸展形成"N 形肠袢"或螺旋形肠袢,如果肠袢增加,这就会消散许多作用于镜身向内

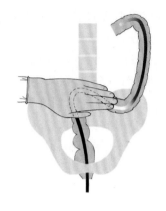

图 6.60　用手压乙状结肠袢,帮助内镜通过脾曲。

的力度。对于单人操作的内镜医师而言,这样的肠袢正在形成是显而易见的,因为进镜与镜头进入之间的"一对一"关系没有了。换言之,镜身正在被推进肠道,但镜头移动很少或根本没动。如果出现这种情况,应再次往回拉退镜,以重新拉直镜身。

（6）顺时针旋转镜身。如上所述,从盆腔到位于降结肠的结肠镜固定点顺时针旋转乙状结肠的过程意味着在进镜时,顺时针旋转结肠镜镜身可以消除肠袢的形成（图 6.61）。如果重要的肠袢已经通过往回拉镜被消除了,以及如果降结肠被固定住了,那

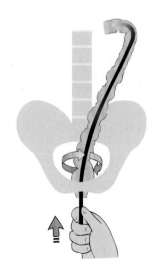

图 6.61　进镜时顺时针扭转镜身,使乙状结肠变直。

么顺时针旋转只会对保持镜身呈拉直状态起作用。由于镜头是有角度的,采用顺时针旋转镜身能够作用于横结肠的观察,并且重新定向镜头需要角度控制的调整。

(7)进镜,但要慢。没有一定程度的内在推进作用,结肠镜镜头是不能够通过脾曲的。因此,除了顺时针旋转镜身,还需要持续温柔的内在作用力(激进的推进作用很容易导致乙状结肠肠襻的重新形成)。结肠镜身稳固的内向压力是成功所必需的,这样能够使镜头非常缓慢地向内滑移至横结肠。当再次推镜、吸气时,需要做一些补偿性的转向移动。这些不同操作的结合,一起或是连续的,使用角度调控来"扭动"弯曲段以及吸气使肠道折叠能够有助于镜头滑过脾曲。

(8)如果没有起作用,退镜并重新进镜。如果镜头没有前进,但却插入了大部分镜身,这就明显是重新形成了乙状结肠肠襻,在再次进镜之前,需要退镜并重复上述所有操作。这可能需要 2~3 次的尝试才能成功。

(9)如果仍然没有起作用,可改变患者体位并再次尝试。正如前面所指出的,大多数内镜医师所采用的左侧卧位会导致横结肠下垂(见图 6.58a)并使脾曲形成锐角。嘱患者仰卧或右侧卧位起相反的作用。横结肠向右侧下垂,结合重力,常使脾曲形成一条光滑的曲线而不会有任何明显的"打褶"(见图 6.58b)。

总结:通过脾曲(视频 6.14)。
(1)往回退镜以拉直结肠镜(50cm 左右)。
(2)使硬度可变的结肠镜变硬。
(3)避免镜头成角过度。
(4)吸气。
(5)采用辅助手压。
(6)顺时针旋转镜身。
(7)缓慢进镜。
(8)如果没有起作用,退镜并重新进镜。

(9)变换患者体位为仰卧或右侧卧位,并再次尝试!

体位改变

改变体位的确需要几秒钟来完成,并且在到达盲肠以前,患者需要换回左侧卧位,充气并正确地观察近端结肠。如果是肥胖的、残疾的,或是过度镇静的患者,变换体位可能会比较麻烦。因此,如果内镜卡在脾曲60s 左右,可以改变患者体位,允许多次尝试直接通过脾曲,首先是左侧卧位,接着是仰卧位,最后是右侧卧位。容易进行姿势变换的能力是减少常规镇静的另外一个原因(或者当可能时完全避免镇静)。

体位改变能够被制订为一项简单的程序(视频 6.8):
(1)改变手势,用右手正确地调控内镜。
(2)用左手抬高患者较低一侧的脚,使双腿抬高。
(3)将镜身滑至腿的另一侧。
(4)嘱患者旋转身体。

如果镜身远离患者的脚跟,就表示操作无误。对于轻度镇静的患者,整个体位改变过程需 20~30s。后续的体位改变花费时间更少,因为患者明白了操作者所需要的体位。

外套管

一种硬性的套管,有时叫"夹板固定装置",目前已经很少用了,但它可以维持乙状结肠呈拉直状态,并且能够更容易地通过近端结肠。除了使环形的乙状结肠变硬的作用,这种套管对于交换结肠镜或是移除多个息肉切除标本极有价值。

最初用于结肠镜检查的非常硬的套管有不足之处,对于大多数结肠镜检查医师,它的使用是受限的。在检查开始前,套管必须安装在内镜上(或是在装上套管以前,完全将内镜退出），并且进镜有时会造成创伤，已报道的有穿孔。

"球囊结肠镜"是一种现代等效技术。这种双球囊方法包括一个套管和附于镜头的一个球囊，它使肠道呈压实、稳定状态，能够更容易地进镜。单球囊方法也包括一种简单的但相对弯曲的套管和一个附于结肠镜头端的球囊。据报道，这两种方法能够缩短操作，并且可以顺利地进入冗长的结肠。然而，使用本章所描述的技术和一条长的内镜引导的磁成像结肠镜，我们完成了99%以上的结肠镜检查，而没有使用其他的装置。

反向脾曲

通过成像仪可以发现，结肠脾曲非常规手法插镜的患者约占5%。由于降结肠因肠系膜牵拉移向腹部中央，内镜在通过脾曲时会反方向地向外侧伸展（图6.62，视频6.14）。如此继续进镜，会迫使横结肠下移，并形成一个较深大的袢。对操作者来说，这不仅仅只是一个学术兴趣的问题。内镜在机械性受力时会失去自由感而难以控制，同时从下方以一个较急剧的角度接近肝曲，会使下一步盲肠插入变得困难，进入回盲瓣几乎更是不可能的。即使内镜头端能勾住脾曲，巨大

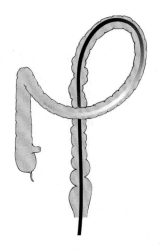

图 6.62　反转的脾曲将导致深大的袢。

的反向袢曲也能有力地抑制袢曲直线化，并上移变为理想的"?"形。

旋转镜身以解除反向的脾曲肠袢是可行的，也有助于避免接下来检查观察中的一系列问题。通常，先退镜至脾曲，再强力地逆时针旋转镜身。为了后续检查的顺利快速以及患者的舒适感，花费一定时间来解袢是十分值得的。逆时针旋转镜使内镜头端以膈结肠悬韧带为中心向中央旋转（图6.63a）。然后，保持逆时针扭矩继续进镜，内镜可以正常形态通过横结肠，并可使降结肠向腹外侧移动，恢复正常靠近腹壁的位置（图6.63b）。

逆时针取直袢曲在成像仪下是最容易操作的（视频6.14），但当怀疑近端结肠形成不典型袢曲时，凭借着一些指导、想象力以及内镜手感进行解袢也同样可行。反向脾曲或降结肠移动性较大，是导致结肠镜插入异常困难的重要原因。如果没有成像仪，或逆时针旋镜效果不理想，那最好的解决方法就是简单地、更加有力地强行送镜（必要时可额外镇静），直至右半结肠。正如之前所述原因，由于结袢且机械应力下的内镜角度调节不足，如不能成功地旋镜及短缩镜身，内镜很难到达回肠。如果回肠检查十分必要，则需要退镜至脾曲（约50cm），逆时针旋镜后再次插镜。上述操作不成功，或调节角度试图强行进入回肠，都有可能损伤内镜。

横结肠

内镜下解剖

30%的人横结肠被椎体、十二指肠和胰腺推至腹腔前方，就位于腹壁下方，并与肝左右叶相毗邻（图6.64）。它被两层腹膜反折形成的横结肠系膜所包裹（图6.65），横结肠系膜起自腹后壁，垂落至胃后方，长度变化很大。一项钡剂灌肠的研究提示62%的女

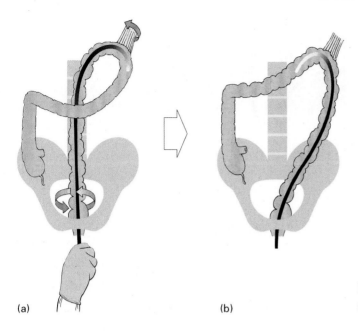

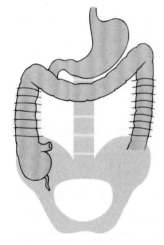

图 6.64 横结肠位于十二指肠和胰腺前方。升结肠及降结肠被固定在腹后壁。

图 6.63 (a)逆时针旋转镜身。(b)使活动的结肠回归正常的位置。

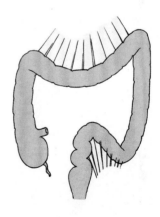

图 6.65 结肠系膜—横结肠和乙状结肠系膜。

性的横结肠垂入骨盆,而男性仅为 26%。较长的横结肠在很大程度上解释了女性身材更小但其平均结肠长度长 10~20cm(结肠总长 80~180cm),同时,很可能是我们经验中 70%的困难肠镜均为女性的原因(既往行子宫切除术只是很小一部分原因)。横结肠被结肠镜推进所至的深度也影响了结肠镜到达肝曲时的角度,同样地,乙状结肠肠袢的

大小可导致乙状结肠和降结肠交界的急弯形成。横结肠系膜(图 6.66a)是宽基底的,所以 γ 形袢相对很少形成(图 6.66b)。

横结肠的三角形形状(见图 6.59,视频 6.15)是由于相较于三束纵行肌或结肠带而言,环形肌相对薄弱(图 6.67)。在某些患者中(如患有长期慢性结肠炎的患者及某些正常人),环形肌纤维较粗,则横结肠即为管状。横结肠中曲及肝曲都可以获得结肠袋皱褶的正面图像。表现为具有特征性的"锯齿状"或"阶梯状"(图 6.68),因此,很容易混淆横

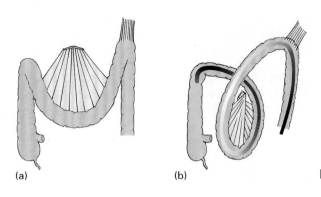

(a)　　　　　　　(b)

图 6.66　(a)横结肠系膜。(b)γ 形袢。

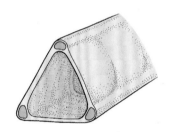

图 6.67　肠腔的三角形是因为三条结肠带。

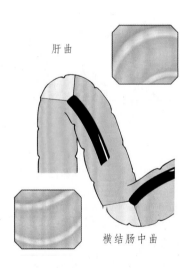

肝曲

横结肠中曲

图 6.68　在横结肠中曲及肝曲可见相似的 "锯齿状"结肠袋。

结肠中曲和肝曲。横结肠中曲可能更小,没有蓝灰斑且可能可见心脏(双个的)或大血管的(单个的)搏动。同样可以通过图像及局部前腹壁的触诊或透照法(如果检查室变暗的话)来区分。

横结肠的通过

　　除非乙状结肠结袢,需减少推进力量传送外,横结肠的插入是很简单的。然而,在横结肠中部,成角的结肠镜前端通常形成尖锐的锐角,将肠袢下推至骨盆内。下垂的横结肠多见于女性且其结肠很长,不可避免地导致更大的通过阻力,而通过所要求的力量又继发乙状结肠结袢。这就是"持续推进型"操作者最主要的问题,他们没有学习短缩和控制结肠袢(视频 6.16)。

　　前方的肠系膜形成的结肠带的纵行皱褶在宽大的横结肠中形成突起,是一个非常有用的指针指向正确的轴线,就像一条路中央的白线一样(图 6.69)。这对于急弯更是特别有帮助的,如横结肠中部被结肠镜推低,无视野的情况下在弯曲周围可以跟随结肠带的指引推进或旋转结肠镜,就可以找到远处的腔隙(图 6.70)。

　　通过横结肠中点后,就会变得慢且难,

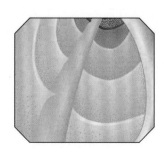

图 6.69　结肠带的纵行突出提示了结肠的轴线。

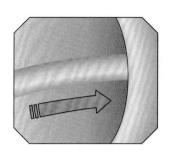

图 6.70　在通过急弯时沿纵行突起(结肠带)进镜。

需要很大的推进力量，来"攀登"成角度的横结肠的近侧支(图 6.71a，视频 6.17)。在一些患者中，如果横结肠能够被吸气及强有力的回拉短缩的话，就可以避免这一激进的方法。结肠镜前端勾住横结肠袢后，抬举并使横结肠变平坦(图 6.71b)就可以使前端前进而镜身后退。这就是"矛盾运动"现象。手压腹部的压力是很有用的，不管是乙状结肠推进还是在左季肋部抬高横结肠。如果有问题的话，更换体位(通常是左侧卧位，有时可仰卧位、右侧卧位甚至俯卧位)同样有帮助。

当结肠镜头端在横结肠近侧逆时针旋转时通常能帮助其向肝曲方向前进。这一有帮助的现象来源于镜身从降结肠至横结肠在前方或居中位置通过脾曲形成的逆时针螺旋的抚平(视频 6.17)。

在横结肠到达肝曲：

(1)回拉使横结肠抬高。

(2)吸气。

(3)尝试逆时针旋转。

(4)尝试用手按压上腹部。

(5)或用手按压乙状结肠。

可移动的脾曲可能对抬高横结肠的操作产生不利影响。膈结肠韧带在悬吊固定脾曲中起了至关重要的作用。一些患者的膈结肠韧带较为松弛，以至于退镜时可将脾曲拉至距肛缘仅 40cm(而非通常的 50cm)(图 6.72a)。随后可发现这些患者的结肠移动性较大，通常的退镜或旋镜等手法都无法取得理想的效果(图 6.72b)。在这种情况下，强行进镜也是无效的，但足够耐心地运用多种方法，如吸气、逆时针旋镜、用手辅助按压和调整体位(通常左侧卧位，有时也可尝试右侧卧位)等可循序渐进地引导内镜头端顺利到达结肠肝曲。单纯暴力地进镜只能加重袢曲，而操作者的精细和耐心才是进镜成功的关键。

γ 形袢的产生可能源于十分冗长的横结肠(图 6.73)，磁体成像仪下可很好地证实(视频 6.18)。γ 形袢通常较庞大，也很难解除，一方面由于袢曲体积较大，试图旋镜时会受小肠及邻近其他脏器的阻挡，另一方面由于结肠移动性大，很难找到能固定内镜头端的位置。因此，每当向外拉镜时，镜身将后退滑出，只有适当地向前推镜，才能到达盲肠。

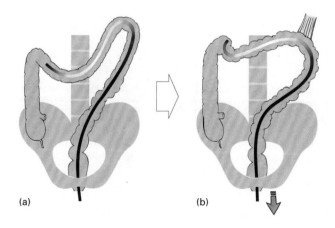

(a)　　　(b)

图 6.71　(a)如果近端横结肠上升通过很困难的话，(b)退镜来抬高及短缩肠镜。

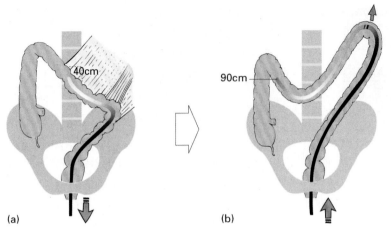

图 6.72 （a）如膈结肠韧带较为松弛，向外拉镜是起不到作用的，（b）推镜也只会再次形成袢曲。

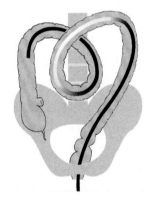

图 6.73 冗长的横结肠所形成的 γ 形袢。

在极少数情况下，联合使用退镜和强力地逆时针旋镜，使横结肠上移到比较适宜的位置，γ 形袢才可能被成功解除。磁体成像仪能明显提高解袢的成功率，因为它能清晰地提示如何旋转内镜及其是否起效。有时，通过及时对横结肠的短缩，磁体成像仪也可预防 γ 形袢的形成。

横结肠或乙状结肠处辅助按压

用手辅助按压对约 30% 的患者来说是有帮助的。它能杜绝镜身在腹腔内结袢的倾向，促进其尽可能地直线化到达肝曲及盲肠。之前，我们已经阐述了左下腹用手按压乙状结肠袢的缘由（见图 6.60），也提到乙状结肠袢在检查的每个阶段中都有

可能再次形成。因此，无论镜身何时结袢（即使在横结肠），用手按压乙状结肠都是一个不错的选择。故称之为"非特定的用手按压"。

如果横结肠靠近腹壁，易于触及，那么短暂而又轻柔地用手辅助按压是起作用的，故称之为"特定的用手按压"。在近端结肠，无论任何时候出现内镜插入一段距离而头端无前进或反而后退的情况，可尝试用手辅助按压。首先选择于左下腹的非特定按压，如无效，可根据触诊结果，选择特定位置的按压：

- 左季肋区：将整个袢曲推向肝曲。
- 中腹部：抵制横结肠下垂（图 6.74）。
- 右季肋部：直接作用于肝曲。

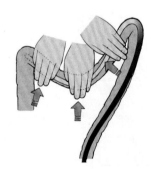

图 6.74 特定的用手辅助按压可使横结肠上移。

结肠肝曲

结肠肝曲(视频 6.19)无论是在内镜下还是在解剖下观察,几乎都是 180°的发夹样弯曲,在多个方面同乙状结肠和降结肠交界相似,但其位置更为固定,体积也较大。

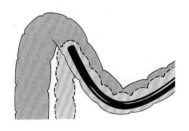

图 6.75　吸气使肝曲肠管塌陷收缩,向内镜头端靠近。

结肠肝曲的通过

(1)充分评估:根据沿弯曲正确进镜的距离,之前要进行充分评估。因为如无提前计划,内镜进入肝曲后会过于贴近对侧黏膜,以至于很难控制内镜。无论如何要避免过于强力地贴近对侧肠壁,否则内镜会受困于结肠袋的皱褶内,导致完全丧失视野。

(2)仔细吸气:于肝曲细心地吸气,使其塌陷收缩,向内镜头端靠近,就如同内镜头端前进一样(图 6.75)。

(3)深吸气并屏住呼吸:患者深吸气并屏住呼吸,使横膈下移,肝曲也会下移。

(4)盲法操作:在无视野的情况下,按照预定方案调节内镜头端。由于肝曲弯曲比较急峻,在视野不佳的情况下,控制内镜沿相同方向也弯曲近 180°需要一定自信(图 6.76)。联合使用角度螺旋及顺时针旋镜可能会有

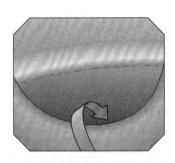

图 6.76　吸气后,沿肝曲弯曲急剧成角进镜(约 180°)。

帮助。

(5)大量退镜至 30~50cm 以抬高横结肠,并拉直结肠镜使其通过升结肠(图 6.77a,b)。

(6)用手感受上腹部的腹压。

(7)一旦看见升结肠时再次吸气,以缩短结肠并使结肠镜降低至盲肠(图 6.77c)。

这些操作技巧是结合起来同时使用的。

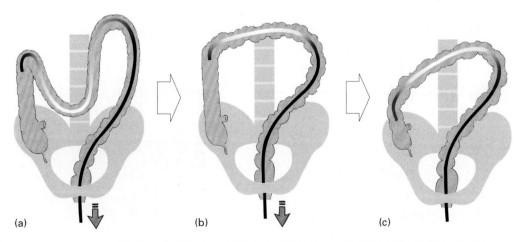

图 6.77　(a)绕过肝曲,观察升结肠。(b)往回拉直横结肠。(c)吸气以缩短结肠并通过盲肠。

吸气能够使肝曲向镜头顶部移动直到结肠镜通过其内部的折叠，然后退镜（既可以通过调整内镜镜身，也可以由操作者向外拉结肠镜，双手同时操作以控制角度），最大限度地使内镜末梢弯曲直到能进入升结肠。在横结肠和肝曲时的钩、拉和顺时针旋转与在乙状-降结肠角时缩短乙状结肠 N 形肠袢的右旋和拉已经形成了平行。相同的操作技巧适用于两者，肝曲面积较大时除外。

体位改变

改变体位是另外一种使内镜末梢进入并通过肝曲的方法。如果在常规左侧卧位时结肠镜通过肝曲有困难，可嘱患者改变体位（仰卧、俯卧，甚至右侧卧位）。在肝曲使用蛮力几乎是无效的，因为乙状结肠和横结肠能够占据大部分甚至是整个结肠镜身。当结肠镜在肝曲被真正拉直时，只有 70cm 的镜身仍然留在患者体内（这是其中一种用确认距离的方法来辅助确定结肠镜处于拉直的状态，并且进境是顺利、无痛的）。

肝曲或脾曲

最后，令人尴尬的一点是当使用各种调整内镜末梢的方法以后，发现结肠镜不是在肝曲，而是在脾曲。在冗长的结肠里，很可能会过于乐观而在里面迷路。可用于区分肝曲与脾曲的提示是肝曲是干燥的或充满空气的，而脾曲很可能是充满液体的。

升结肠与回-盲肠区

内镜下解剖

升结肠起始于肝曲后方，但紧接着延伸至其前方以形成盲肠。它位于前腹壁的下方，通常易于触诊或透视检查。在 90% 的人群中，升结肠和回肠固定于腹膜后，但其余

10% 可能是可移动的结肠系膜，与体位改变相对应。

盲肠属于结肠近端在发育过程中停滞不前的一个部分，它位于回盲肠瓣与阑尾开口之间。盲肠大约长 5cm，但也有非常宽大并且难以检查的。由于盲肠不属于肠道的正常分支，因此，它的肠道准备效果常常很差，需要盥洗以助于检查。盲肠吊索皱褶通常导致盲肠前角的形成。这个角就是从升结肠很难观察盲肠和阑尾的原因，也是体位改变能够有助于内镜到达盲肠开口和阑尾的原因。

在盲肠开口处，有三条融合的结肠带围绕阑尾（图 6.78），但其解剖有些变化。在结肠带与盲肠结肠袋之间是海绵样外翻结构，常很难检查。

在正常情况下，阑尾开口是一个容易被忽略的狭长切口，它通常为新月形，因为阑尾呈折叠样围绕着盲肠。由于阑尾向腹部中心弯曲走行，它能够作为盲肠入口的导向（见下文"发现回盲瓣"）。直行呈管状的阑尾开口罕见，而且是当盲肠处于完全活动的时候。在黏膜皱褶的局部回旋处的中心，阑尾有时可能不明显，像丹麦酥皮饼。术后阑尾通常看不出区别，除非阑尾被整个摘除或是被陷入其残余部分，有时候与息肉相似（注意：可以取活检但不能尝试息肉切除术）。

回盲瓣是突出的回肠盲肠襞（视频 6.20），

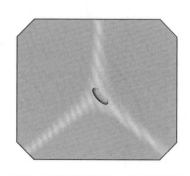

图 6.78　三条结肠带融合处的阑尾开口。

从盲肠顶点回行包绕盲肠约 5cm。对内镜操作者而言不幸的是，回盲瓣通常是一条看不清楚的上行狭缝或是回盲肠皱褶的盲肠部分。正常情况下，大多数内镜医师看见的是上唇的小喇叭样结构。因此，如果没有具体的针对性操作技巧是很难直接观察到回盲瓣开口的。

进入盲肠

看到升结肠就试图进镜，但常常会导致横行肠襻的重新形成，镜头转向往回走。秘诀就是吸气。使宽大的肝曲折叠缩小并使升结肠的顶点降至盲肠(见图 6.77c)，同时，也使肝曲的位置低于脾曲，利用这样的操作技巧，进入盲肠应更加有效。吸气并在缩紧的肠腔内小心地前进，接着在进镜最后几厘米进入盲肠。如果很难通过到达盲肠开口的最后几厘米，让患者变换为半俯卧位(甚至是20°~30°的一部分体位改变都可能是有帮助的)，或者，如果半俯卧位没有起作用，也可以变为仰卧位。一旦进入盲肠，肠道就会膨胀起来，以助于更好地进行观察。

盲肠有大量明显的未展开结肠袋，并且易于产生痉挛，因此，使检查结果不明确。特别值得一提的是，有可能使操作者怀疑是否真的已经到达了盲肠开口。回盲瓣皱褶容易发生强直性痉挛是一个容易混淆检查的原因，这个皱褶是位于升结肠与盲肠结合点的主要的环形皱褶，其上有回盲瓣的突出标志。缩紧的皱褶很容易被误认为是阑尾开口或回盲瓣。充气并进镜和(或)使用解痉药物能够使盲肠开口显示出来。

在假设整个结肠镜检查过程完成以前，要小心地确认特征性结构。阑尾开口和回盲瓣是阳性的特征性结构。通过观察右侧髂窝的体表透射点(图 6.79)或触诊盲肠区(图 6.80)可以得到提示性的证据。同时，结肠镜应在 70~80cm。盲肠开口常常很难检查，清

洁度不完全，有时会产生强直性痉挛。因此，一种"太好而不是真实的"表现也许只是升结肠(或甚至是肝曲)。无法判断回盲瓣开口的位置，并且退镜以后镜身的位置在 60~70cm 处是提示"太好而不是真实的"表现的可能。

发现回盲瓣

"阑尾戏法"或"弓箭标志"(视频 6.20)是发现回盲瓣的一种巧妙方式，也可同时进入回肠，当它第一次起作用时就"一箭双雕"。

(1)发现阑尾开口(图 6.81a)。

(2)想象箭头所指的阑尾腔的方向(图 6.81b)。

(3)沿着那个方向倾斜并退镜 3~4cm(图 6.81c)。

(4)此时，预计回盲瓣的近端唇瓣开始

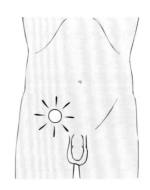

图 6.79 髂窝透射深部是盲肠。

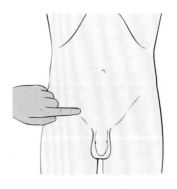

图 6.80 指压右侧髂窝缩进盲肠。

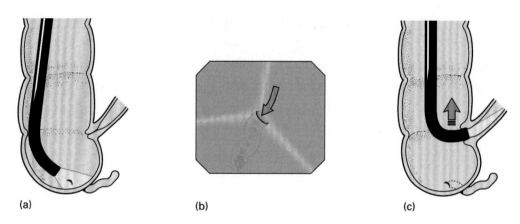

图 6.81 (a)阑尾腔方向的角,(b)往回拉镜直到回盲瓣的近端唇瓣进入视野。

向上行并超过镜头,有特有的明显光泽的突起回肠绒毛,而不是平滑如镜、有隐窝斑点的结肠黏膜。

(5)慢慢吹气并小心地弯曲或倾斜镜头,以进入回肠。

当阑尾弯曲向腹部中心走行时,"阑尾戏法"就成功了,回肠也是从这个方向进入盲肠。阑尾能够有效地指引方向(而不是机场风向标)。

另外一种发现回盲瓣的方法是从盲肠开口处退镜 8~10cm,并观察第一个主要的环形结肠袋皱褶,回行包绕盲肠开口约 5cm。而回盲肠皱褶将会明显增厚或作为回盲瓣的提示。常见的错误是当结肠镜头在盲肠顶点时寻找回盲瓣,而不是退镜至升结肠中段从远处去整体观察。在盲肠中度膨胀时观察回盲肠皱褶,它的其中一部分比其余部分凹陷不完全。这个皱褶也许只是扁平样突起的(特别是当它收缩时,突起更明显,会冒泡或有回肠内容物流出),表现为像臀部一样双突起特征,或者,较少见的是有明显的唇样突起或是一种"火山样"外观(图 6.82)。向前直行的狭缝样开口或噘唇样回盲瓣很少见,因为在正常情况下,这个开口位于回盲皱褶的盲肠端。最优秀的内镜医师常常是在仔细地进行内镜操作检查以

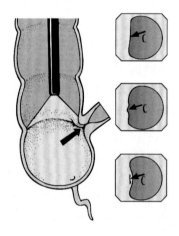

图 6.82 回盲瓣是回盲瓣皱褶的一个突起,扁平样、单个的、双突起或火山口样。

后能完成一部分、特有的以及次要的观察。如果初始视野差或不利于镜头进入回肠,可改变患者体位。

进入回肠

结合各种操作能较容易地进入回肠。

(1)有距离地进行最简单的转向移动(退镜至距盲肠顶端约 10cm),结合镜身的弯曲并向着回盲瓣调低镜头(图 6.83a)。然后旋转内镜,此时回盲瓣正好位于内镜末梢的下方,因为这样可以很容易地调低镜头进入回肠(横向和斜向的移动都是不合适的操作),并且由于吹气孔位于镜头下方,需要先进入

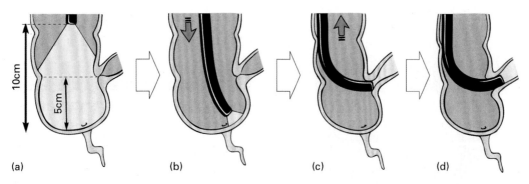

图 6.83　(a)定位回盲瓣,(b)进镜,成角,并轻轻吸气,(c)退镜直到看见红色透亮组织,(d)充气使回盲瓣打开。

回盲瓣吹气使回肠展开。

(2)使结肠镜通过并进入瓣膜突起区域的回盲瓣皱褶及凸向回盲瓣的角(图6.83b)。稍微再进入一点点,然后调整内镜末梢进入回盲瓣。

(3)吸除盲肠部分气体使回盲瓣变软(图6.83b)。

(4)退镜,向下成角调整内镜直到其末梢进入回盲瓣唇,然后能观察到红色透亮的组织(图6.83c),具有典型的绒毛表面的颗粒样外观(与苍白光亮的结肠黏膜相反)。

(5)一旦观察到红色透亮组织,立即固定内镜。

(6)吹气使回盲瓣唇打开(图6.83d),必要时微调内镜视野,直到能够观察到清晰的回肠肠腔的方向。如果使用了多个角度调整内镜进入回盲瓣,那么就需要解除这些调整,并使内镜尖端滑入回肠。

(7)定位回盲瓣和进入回肠需要多次尝试尚能成功,必要时可旋转内镜到回盲瓣皱褶略有不同的部分,钩住它并往回拉镜以通过该部位。在每一次连续性尝试中,应试着从前一次的尝试中汲取经验,用任何方式微调内镜尖端向下移动 1~2cm 和几度。改变患者的体位也是有用的。

(8)活检钳可以作为导丝。如果距离很短,或者对于回肠突起或回盲瓣开口的视野

不确定,可以使用活检钳来定位并进入回盲瓣。相对于回盲瓣(图6.84),活检钳能够固定内镜尖端的位置,有利于内镜进入回盲瓣(就像有导丝一样)。即使没有进入回肠,打开的活检钳能够往回钩住回盲瓣上唇的突起,使回盲瓣开口暴露在内镜视野中,同时使操作者做出准确的判断。

翻转内镜时能够进入回肠。这种"最后一搏"的操作只有在巨大的结肠中才能使用,并且视野的范围是完全拉直的和有反应的。当回盲瓣呈狭缝样且无法从上方观察到时,这是个有效的选择(图6.85)。向后方倾斜内镜尖端暴露回盲瓣,接着就从下方进入回盲瓣(图6.86a)。内镜末梢角度的调整要准确,完全向上/向下和侧向的,同时也需要内镜镜身的适当弯曲。有时需要适度往里进镜,以充分降低盲肠的顶点,使回盲瓣暴露

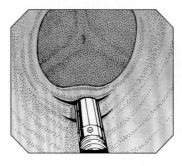

图 6.84　活检钳能用来定位回盲瓣并进入回盲部。

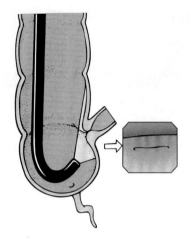

图 6.85　呈狭缝样的回盲瓣只有在反转内镜时才能看见（大的结肠）。

出来。由于 CCD 电子产品的原因，视频内镜的弯曲区域的额外长度是指在正常大小的结肠中没有看见回盲瓣时，内镜末梢向后方倾斜进入中段升结肠。往回拉镜以调整内镜尖端，在少数情况下，能够看见回盲瓣（图6.86b），吹气使回盲瓣唇打开并重新调整角度，进一步往回拉镜以进入回肠，也可以同时使用活检钳（图6.86c）。

进入回盲瓣所遇到的问题是由于各种原因。结肠镜在肝曲而不是盲肠。即使内镜末梢位于右侧，选定的在回盲瓣皱褶的"突起"可能是不正确的，有的回盲瓣开口是完全平坦的，呈狭缝样（图6.8/a），位于皱褶的反面。将物镜（内镜末梢的中央）准确地对准狭缝是错误的，因为这样会导致内镜末梢无法进入回盲瓣的上唇（图6.87b）。这就是即

使在初始视野不佳时，轻微过调其开口（图6.87c）能够使弯曲的内镜末梢边缘进入回肠的原因。

结肠镜操作者想观察活动性炎症性肠病患者（特别是克罗恩病）的末段回肠，但这类患者的回盲瓣几乎都很窄，尽管能够在有限的视野范围内取活检，回盲瓣是有可能无法通过的。相反地，对于一些长期的、慢性的或愈合的结肠炎症患者，他们的回盲瓣也许是萎缩的、非常明显的而没有常见的柔软且突起的回盲瓣唇。

检查末段回肠

末段回肠表面在空气中呈颗粒样，但在水中，肠绒毛就会上浮，看起来像珊瑚或羊毛。回肠表面常常布满了像小息肉的凸起的淋巴滤泡，或者它们能够聚合成斑块状的淋巴小结。有时，回肠看起来极像结肠，黏膜表面苍白而有光泽，可以看见黏膜下血管网。切除结肠以后，由于肠绒毛萎缩，结肠与回肠之间的区别会很细微。使用色素染料（0.1% 的胭脂靛）提高黏膜表面的对比度能够快速地区分出回肠黏膜表面颗粒样或砂纸样外观与结肠黏膜表面小的环周样沟槽，因此，这种方法提供了一种"指纹"效应。

与结肠相比，回肠是柔软的、蠕动的、可折叠的。不需要尝试强有力的进镜，轻轻吸气就能使内镜在回肠里前进很长一段距离，使回肠套叠在结肠镜上。遇到每一个锐角时，最好稍微吸气，钩住肠环，往回拉镜，并

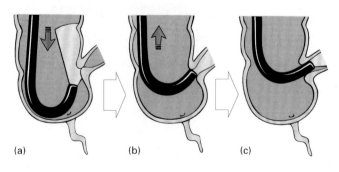

(a)　(b)　(c)

图 6.86　(a) 如有必要，翻转内镜可以看到回盲瓣，(b) 回拉，(c) 充气并调整角度进入回肠。

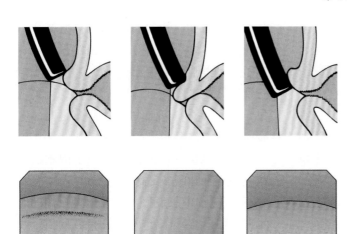

图 6.87 进入回盲瓣。(a)远侧观察回盲瓣。(b)直接进镜可能影响回盲瓣的上唇。(c)超调回盲瓣能顺利地使内镜末梢成角。

且在再次往回拉镜以重新调整视野方向之前轻轻向内转向(必要时几乎是盲法操作),这是一种贯穿于整个结肠镜检查过程中的"两步向前"与"一步向后"的操作方法。当结肠镜末梢在回肠里面时,套叠在肠镜上的回肠长度只有 20cm,但常常能够进镜 30~50cm。小肠的吹气量应保持在最低限,因为过度吹气会使患者感觉不舒服,而且常规使用的二氧化碳气体在体内吸收速度比较慢。

结肠镜检查

结肠镜检查的目的就是尽可能地观察到结肠的每一个部分。现代高分辨率结肠镜所拍摄的图像很清晰,但需要内镜医师的细心操作才能得到。结肠镜进镜过程中发生的最常见问题是为何要一直努力地克服如此多的问题。然而,在退镜时用 6~8min 进行检查最关键。在退镜阶段,操作者必须手法敏捷,也需要缓慢而有耐心地尽可能减少盲点,包括吸除肠道的水,冲洗所有的残留物并做好重新进镜的准备,并且重新检查每一个观察不准确的肠道皱褶或肠环(视频 6.21)。肠道检查应包括像进镜时一样的技术、细心操作以及敏锐的视觉,从而提高位于结肠皱褶处的小腺瘤或平坦型腺瘤的检出量。

由于退镜时的视野比进镜时清晰,故常需要更加细致的检查。但在某些区域,特别是拐角周围,在进镜过程中能够进行不同的和更好的观察。因此,当在进镜过程中清楚地观察到小息肉或其他病变,应立即进行处理(套扎、活检或拍照),而不是在退镜时不能再一次发现它而导致浪费时间。对于怀疑进镜与退镜之间的这种差异的内镜医师而言,一个令人信服的例子是在拐角周围进镜时能观察到大量的憩室口(所以从侧面看见结肠壁),而退镜时相对较少。

在进镜时,结肠变短并折叠了,退镜时,最盘旋或折叠的部分(如横结肠和乙状结肠)能在很难看清楚整个视野的情况下从内镜末梢分裂开来。因此,在一次单一的退镜过程中,急转区域和标记性的结肠袋区域可能是盲点区域。尝试仔细观察和曲折移动来探查每一个结肠袋皱褶或弯曲处的所有区域,有的地方可能需要反复多次检查。在肠道弯曲处,首次通过的时候就看见了弯曲处的外侧,但常常需要重新进镜,钩住肠道以观察另一侧。急转弯,包括肝曲和脾曲,乙状结肠-降结肠交界处以及盲肠、直肠的宽敞区域是潜在的盲点,故这些区域需要内镜操作者特别仔细地观察,以避免漏诊(图 6.88)。

改变体位能够帮助适当的检查。嘱患者转向右侧卧位能够使脾曲和降结肠迅速地充满气体并清空液体。嘱患者转向右侧卧位来观察左半结肠(脾曲和降结肠)是常有的策略,接着再转向左侧卧位,以利于观察乙状结肠和直肠。

退镜观察过程中的单人操作技术源于其本身。内镜医师操作准确,并且旋转镜身的螺旋移动是观察弯曲处或结肠袋皱褶的最快速方法,故有问题的区域能够被反复地检查多次。双人操作会引起交流与协助的困难进而导致检查更加不全面和不准确。

除了必须进行检查之外,内镜医师还必须诚实,既要报告所观察到的情况,也要报告由于技术困难或肠道准备差导致的视野观察不清的情况。即使是在非常好的检查,内镜医师也有可能遗漏观察黏膜表面的 5%~10%,而对于有问题的检查,有可能会遗漏黏膜表面的 20%~30%(尽管大的隆起性病变不太容易漏诊)。任何怀疑这点的应阅读"串联的大肠镜检查"或"背靠背的研究",这些研究中有两位有经验的内镜医师对同一

名患者进行的一次检查,同时还要阅读与 CT 的对照分析,这个分析报道了结肠镜对于 1cm 的腺瘤的漏诊率为 12%~17%。类似的报道称在谨慎、小心和缓慢操作的内镜医师与不参与筛查和监测的仪器商之间的腺瘤检出率相差很大。

结肠镜检的质量控制是一个困难的问题,但能够(和应该)通过有效的盲肠完成率、筛查过程中腺瘤检出率及退镜所用的时间来评估内镜操作者。目前,持续的质量改进成为许多协会建议结肠镜资格审查和监测的一部分。作为这个部分,有很大可能进一步促进对息肉检出的熟练度且准确的客观测试。

定位

定位不准确是内镜医师最严重的问题,特别是易弯曲的乙状结肠镜检查或有限的结肠镜检查,甚至是应该完整的或全面的结肠镜检查过程中。这会导致错误地判断结肠镜所到达的位置并因此导致操作手法使用错误。如果提供给外科医师关于计划切除肠段的信息有误,那么内镜的错误定位会很不幸。

进镜的距离不准确。有时会由经验不足的内镜医师报告内镜的位置或发现病变的位置(结肠镜插入 90cm,30cm 处见一枚息肉等)。进镜的距离并没有予以准确的测量。结肠的伸缩性使得这些信息毫无意义,进镜 70cm 时有可能是在乙状结肠、盲肠或是任何位置。然而,退镜时,假设结肠镜完全处于伸直状态,没有任何粘连存在以及肠系膜固定正常,结肠会缩短和变直(图 6.89),因此,测量会给出适当的位置。退镜时,70~80cm 应该是盲肠,60cm 是横结肠,50cm 是脾曲,40cm 是降结肠,30cm 是乙状结肠(图 6.90)。当然,最后两个数值依赖于乙状结肠处于拉直状态。有时候很

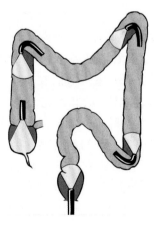

图 6.88　结肠镜检查潜在的盲点。

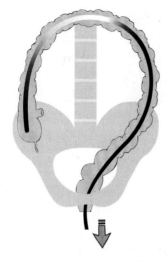

图 6.89　往回拉镜以缩短结肠。

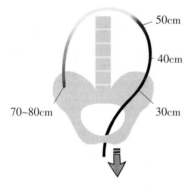

50cm

40cm

70~80cm

30cm

图 6.90　如果内镜末梢在盲肠 70~80cm 处，其他的解剖位点是可以通过测量来推测的。

难令顽固的直肠乙状结肠镜检查的爱好者相信，当他们已进镜 25cm 时仍然是在直肠，而柔韧的结肠镜（在退镜时）也许是位于近端乙状结肠。同样的，有时也可能在退镜至 55~60cm 时内镜末梢位于盲肠。

进镜过程中解剖定位不准确。在几乎一半的病例中，专家是错误的。有 25% 的内镜医师由于自身原因造成持续性的肠襻形成（螺旋形或 N 形）而导致其将乙状结肠-降结肠结合点误认为是脾曲。当活动的脾曲被拉低至距肛门 40cm 时，会导致 20% 的操作者错误地认为是在乙状结肠-降结肠结合处

（见图 6.57）。相似的错误能够在磁性成像仪上显示出来。

结肠的内部表象会产生误导。在乙状结肠和降结肠，结肠袋和结肠轮廓一般呈环状（见图 6.11），而横结肠可以看见纵行的黏膜带或结肠带导致的特征性三角形截面（见图 6.59）。然而，也可看见三角形的或者是横结肠环状轮廓。肠道外的可见提示一般是在肝曲，此处可见与肝脏相连的蓝灰色斑，但在脾曲和降结肠也可看见与肠道外结构相连的类似征象。急转弯和锐利的结肠袋以及蓝斑的结合是肝曲的特征，并且是有用的，但不是可靠的内镜标志。在乙状结肠（左髂总动脉）、横结肠（主动脉），以及有时候在升结肠（右侧髂骨）可看见临近动脉的跳动。

回盲瓣是结肠唯一一个明确的解剖学标志，它的绒毛常常是可以看见的，但由于受压的原因，一直不容易被发现，并且有可能被误认，除了已经进入回肠或是看见了开口和绒毛。

液体水平能够作为定位的有用提示，特别是洗胃以后。X 线常规检查时，应嘱患者旋转至右侧位或左侧位，以使相对应的结肠充满钡剂（图 6.91）。内镜医师知道（当患者为常规的左侧卧位时）当进入液体时，内镜末梢位于降结肠（见图 6.55），当远离液体进入三角形并充满气体的肠腔时，是在横结肠。然而，当冗长的横结肠下垂时，也可能有大量的液体，因此，活动性的结肠定位相当困难（与所有其他的）。

如果没有其他成像方法，腹壁透视是有帮助的，但对于肥胖患者，这就需要一个完全的暗室。应记住的是降结肠位置较深，以至于在腹部透射时看不见光照，而肝曲和脾曲的表面标志在透射时是穿过左肋后方。右侧髂窝的光照是提示，而不是确定，内镜位于盲肠。如果内镜末梢拉直并透射乙状结肠

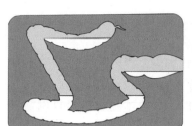
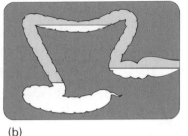

图 6.91 (a)钡剂灌肠在左侧。
(b)钡剂灌肠在右侧。

或中段横结肠,可以看见相同的表现。

　　指压、触诊是有效的,特别是在升结肠或盲肠,这些部位接近腹部,能够使内镜操作者很容易地看见触诊的手指,肥胖患者除外。如果在缩进的几个部位有不确定性,应留心传导的力量产生误导信息的可能性。

　　因此,在结肠镜检查时,内镜末梢或发现的病变的位置应由内镜操作者做出广义的解剖学定位(例如,退镜至 30cm 时在近端乙状结肠见一枚息肉)。内镜进镜的距离常常被完全忽略,以至于那些对结肠可能缩短的程度不熟悉的操作者没有机会出现思维混乱。即使已经拍照了,定位也会出现错误,并且内镜医师常常需要结合进镜的距离、退镜之后的距离、镜身的拉直、内镜下的表现(有条件时可以磁性成像)以及手指触诊或透射的可视化来进行评估。仔细、谨慎的操作应该能做出合理、准确的定位,但即使是有经验的内镜医师也会把乙状结肠误认为是脾曲,或把脾曲误认为是肝曲,这些是外科手术前病变定位的严重错误。

正常表现

　　正常的结肠黏膜应该具有树枝状的血管分布,这些血管常常可见由包含一个微静脉(更大、更蓝)和动脉的平行成对的血管组成(视频 6.22)。如果采用直肠镜阻止静脉回流并扩张痔静脉丛,血管在直肠和肛门变得尤为突出。结肠的血管分布依赖于正常结肠

上皮的透明度,因为看见的血管是位于黏膜下。如果上皮毛细血管扩张(肠道准备后会发生),部分血管分布会变得模糊。如果有明显的充血(就像炎症性肠病),血管网会消失。如果上皮层增厚(如处于静止期的慢性炎症性肠病发生的萎缩),黏膜会是苍白、无特征性的,即使活检基本正常。喷洒色素染料到结肠黏膜是观察看起来像正常上皮表面的有效方法。如果黏膜表面没有多余的黏液,可以明显看见许多小的、不规则的淋巴滤泡,还有交错相连的环周型沟槽。

　　突出明显的血管不应该认为是异常的,也不是血管瘤或静脉曲张,除非呈明显的迂曲或蛇形。在进镜过程中会发生黏膜损伤,退镜时可以看见红色的或血迹斑斑的黏膜,特别是在乙状结肠或是内镜末梢损伤的其他结肠的部位或是环形乙状结肠。冲洗黏膜表面或活检来确认内镜下观察到的表现不是炎症改变的证据是合理的。

异常表现

　　本书的目的不是像各种内镜图谱一样涵盖各种最明显的内镜下病理特征(视频 6.23)。对于内镜操作者而言,几乎所有的结肠异常表现不是黏膜出现特征性的变色就是管腔发生改变,因此,很容易发现病变或取活检(视频 6.24)。

黏膜下病变

　　黏膜下病变的诊断也许会非常困难,包

括继发肿瘤、子宫内膜异位症以及一些大的血管瘤。由于广角镜头的失真以及内镜的平面光照,导致内镜医师对结肠轮廓的观察欠佳。与放射科医师相比,内镜医师也看不到或很少看到结肠外的联系,如瘘管。通过不断地积累经验,任何有经验的内镜医师都应对观察的病变谨慎处理,并取活检标本以供病理诊断。

息肉

正常的结肠黏膜是苍白的,而黏膜下的异常表现也是如此, 包括脂肪瘤或气体囊肿。最小的息肉(无论是哪一类组织学类型)也是苍白色, 而且那些直径 1~2mm 的息肉有可能是透明的而无法观察到,除非有光照反射或是喷洒色素染料。小腺瘤常呈红色,并且仔细观察后呈哑光表现或脑回样(脑回或脑沟),但对于直径 3~4mm 的息肉,在正常黏膜赘生物与增生组织、腺瘤或任何其他类型的息肉几乎看不出表面观的差异。高分辨或放大内镜结合活体染色(亚甲蓝)或表面喷洒色素剂(靛蓝胭脂红)或窄带成像技术能够提供真实的微观检查,但其临床意义不确定。

窄带成像(NBI)技术是利用过滤的窄带光谱来增加黏膜表面的对比观察,为息肉和早期癌提供详细的血管分布情况。腺瘤(与化生的息肉相比较)具有更多的血管,在视野范围内呈暗棕色,这种简单的颜色改变有助于病变的检测。

小息肉在服用泻药所致的黑变病患者中容易被发现,因为结肠黑变病不能使息肉发生颜色的改变,而呈白色岛状,或回盲瓣样。

绒毛状腺瘤可能是苍白、柔软而有光亮的,但表面粗糙,在直肠最常见。

较大的增生性或锯齿状息肉(直径 7~15mm,无蒂)可见于近端结肠,由于它们的

表面黏液吸收胆汁,故呈棕色,伴有凝胶状物质。结合 NBI 观察,看起来与周围正常黏膜一样苍白。

恶性息肉看起来会明显不规则,溃疡面容易出血,或更加苍白,并且用活检钳触诊比较坚固。在一个带蒂息肉中出现这种恶性可能的表现是提醒操作者要彻底地电凝切除基底部, 获取其根部的病理组织学诊断,定位好息肉的位置,以便随访,并做好后续的外科手术治疗的可能。

肿瘤

肿瘤的表现常常很明显。与息肉相比,肿瘤更大,基底部更宽、更不规则。溃疡型肿瘤在结肠不常见,但看起来像恶性胃溃疡。然而,的确会发生小的早期癌,直径 6~20mm,中央略微凹陷。

几乎完全类似于恶性改变的情况有吻合口的肉芽组织肿块、慢性溃疡性结肠炎的较大肉芽组织样息肉,以及(罕见)缺血过程的急性期。活检是应该取的,同时应记住的是病理医师只能报告"异性增生",因为从小片状活检组织无法得到浸润性恶变的诊断证据,这就是在任何可能的时候都应取圈套环标本的原因。即使是标准的活检钳,也能够通过撕脱或推活检钳的方式取得大块的组织标本。然后退镜,保持活检钳位于内镜末梢的外侧,以防经活检孔道拉回活检钳时折断部分活检组织。

炎症性肠病

对于任何排便频繁、解稀便,或任何临床可疑的炎症性疾病患者必须取活检(视频 6.25 和视频 6.26)。有明确的异常病史"微观结肠炎",无论是溃疡性的还是克罗恩的,在镜下观看起来是绝对正常的。同样地,"胶原性结肠炎"是由于上皮层下出现大量的胶原所致的无法解释的腹泻的一种罕见原因,在内镜

下观察也是正常的外观，对任何出现腹泻的患者，其诊断只能通过活检确诊（在结肠至少取四块活检）。

不同形式的炎症性肠病，其黏膜异常的程度差别很大。炎症性黏膜会出现血管分布的最微小的模糊、轻微泛红或有脆性（容易出血）。对于克罗恩患者，结肠镜活检取得诊断性肉芽肿罕见，但在正常的血管网之间有多发、微小的、平坦的或火山口样的鹅口疮溃疡的特征性表现。不同种类的特异性或非特异性炎症性紊乱的不同诊断是困难的：感染性的、溃疡性的、缺血性的、放射性的，以及克罗恩病在急性期的表现都惊人的相似，尽管活检常常能够区分出来。

源于先前直肠活检的溃疡或是直肠的孤立性溃疡在内镜下看起来与克罗恩病是相同的，而结核性溃疡虽然相似，但更加聚集，而阿米巴溃疡脆性较明显。慢性溃疡性结肠炎和缺血性疾病也可能会出现溃疡，但与黏膜发炎的背景相反。内镜下表现必须与临床以及组织学建议结合起来。在严重或慢性期，无论是内镜医师还是病理医师常常都无法做出有区别的诊断。

无法解释的结肠出血、贫血或隐匿性失血

失血或贫血是结肠镜检查的一个常见原因。结肠镜能够观察到大量的放射检查漏诊的肿瘤和息肉，但 50%~60% 的患者无任何明显的异常表现，这就增加了漏诊的可能性。

结肠镜能够观察到痔核，在直肠常常需要反转内镜，但用直肠镜观察痔核更好。结肠镜末梢被插入直肠镜（图 6.13），观察肛门直肠的外观或在视频模式下采集视频。

血管瘤罕见，但它们能够推测出从大片明显的黏膜下褪色伴随巨大的蛇纹样血管到毛细血管扩张，或很容易漏诊的位于皱褶或拐弯处的微小痣的任何内镜下表现。

血管发育不良不常见，主要发生在盲肠或升结肠，但小肠也会出现。它们有各种各样的表现，可以是孤立的或多发的（常常是 2 个或 3 个），总是鲜红的，但也可以是小血管斑、蜘蛛状的毛细血管扩张或者甚至是 1~2mm 的点状病变。

造瘘

如果手指能进入任何造瘘，那么标准的或者是小儿内镜也能无阻力地通过，但如果必要时，小儿内镜是能够被替代的。造瘘会出现发绀样外观的改变，甚至会有一点局部出血，这是很正常的，不会有继发性危害。

通过回肠造瘘，回肠远端 20cm 很容易检查（使用小儿结肠镜、肠镜或气囊内镜刚好），但进一步进镜取决于是否已经形成粘连。如在乙状结肠，通过小肠的诀窍是当到达每一个拐弯处时反复往回拉镜，这样能使肠道回旋到镜身上并理顺下一部分肠道。因此，即使内镜插入肠道部分只有 30~40cm，也可能观察到长达 50~100cm 的肠道。

结肠造瘘术患者特别容易进行结肠镜检查，因为其乙状结肠常常是被切除了的。然而，结肠会特别长，因此，全肠道清洁准备是必需的。结肠造瘘冲洗的效果不佳。通过腹壁最开始的几厘米和瘘口的近端常常检查起来较困难，部分是由于持续的充气不佳。如果是循环结肠造瘘术，那么其传入和传出侧（近端和远端）都能被检查到。

标准的结肠镜检查盆腔回肠肛门袋较容易。用小儿内镜（结肠镜或胃镜）检查回肠可能存在局限性。

小儿结肠镜

从新生儿到 3~5 岁的儿童最好使用更

细的(1cm)小儿结肠镜。对于较大的儿童，根据体质，可以使用成人结肠镜，而青少年必须使用成人结肠镜。对于婴儿，先用成人小手指插入其肛门，再用相同大小的内镜进行检查。首先，需要使用小的软管(如鼻胃管)对新生儿的括约肌进行轻微地扩张 1~2min。小儿结肠镜的重要优势是更加具有灵活性或柔软性。用更僵硬的成人结肠镜可以很容易地过度扩张小儿结肠活动的而有弹性的肠环。用小儿胃镜也是常见的错误，因为小儿胃镜比较僵硬。

儿童肠道清洁准备常常非常有效。口感较好的溶剂，如番泻叶糖浆、柠檬酸镁或聚乙二醇电解质耐受性最好。盐水灌肠会清洁婴儿大部分的结肠，禁用磷酸盐灌肠。

行小儿结肠镜检查时，常用的是普通麻醉，尽管有经验的内镜医师在对任何年龄段的儿童行结肠镜检查时都不需要麻醉。可以合理地使用一些药物，但必须要有有经验的儿童医师在场。有时对新生儿在不使用镇静药物的情况下进行检查会更安全。

术中结肠镜检查

大量出血是手术结肠镜检查的一个少见适应证，因为血管造影是更好的选择。术后盲肠造瘘灌洗可以提供良好的视野。如果息肉患者无法行结肠镜检查，或者在切除病变时除外肿瘤病变的近端结肠是否存在同步病变有待检查，术中结肠镜检查一般仅仅是合理的。

非肠道梗阻性患者必须进行口腔灌洗或全结肠镜肠道准备，因为最标准的术前准备方案会留下固体粪渣。如果肠道是完全梗阻的，可以通过临时的盲肠造瘘或接近梗阻病变的结肠造瘘进行术中灌洗。术中行结肠镜检查时，过度充气会扩张小肠进而导致外科手术无法顺利进行。如果用二氧化碳代替空气，或者外科医师用手术钳夹住终段回肠，而内镜医师在退镜时仔细地吸气，上述状况是可以避免的。

以黑斑息肉综合征患者为例，为了在剖腹手术中检查小肠，如果没有肠镜或气囊内镜，可以使用长的结肠镜(最好能调节硬度)，既可以通过口腔进入，也可以通过小肠切口进入，无论是经过口腔进入屈氏韧带还是经过肛门进入盲肠，都需要进镜 70cm。对于经口进入的结肠镜操作，如果有外科医师固定住部分十二指肠(图 6.92)是有帮助的。小肠的内镜操作必须轻柔，以避免局部损伤或术后肠梗阻。尽可能减少充气也很重要。每段小肠被清除以后都要使用手术钳将其夹住。外科医师通过透视从外侧观察肠道(室内需关灯)，而内镜医师观察内侧。外科医师标记所有要切除的病变，而内镜医师适当地进行套扎息肉切除术。在处理小肠时发生的人为的黏膜下出血是混乱的一个主要来源。

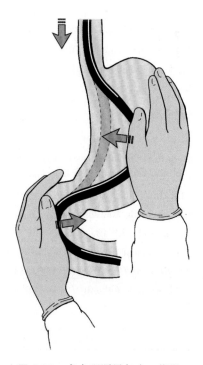

图 6.92　术中理顺胃与十二指肠。

推荐阅读

一般资源

Larsen WJ. *Human Embryology*. New York: Churchill Livingstone, 2001.

Waye JD, Rex DK, Williams CB. *Colonoscopy*. Oxford: Blackwell Publishing Ltd, 2009. *Extensively referenced multi-author textbook covering all aspects in detail-new edition in progress.*

Williams CB, Waye JD, Sakai Y. *Colonoscopy-the DVD*. Tokyo: Olympus Optical （& agents）, 2003 or available from www.stmarkshospital.org.uk/shop/videos/colonoscopy-the-dvd.

准备、药物和处理

Bell GD. Premedication, preparation, and surveillance. *Endoscopy* 2002; **34**: 2–12.

Bretthauer M, Lynge AB, Thiis-Evensen E, Hoff G, Fausa O, Aabakken L. Carbon dioxide insufflation in colonoscopy: safe and effective in sedated patients. *Endoscopy* 2005; **37**: 706–9.

Church J, Delaney C. Randomized, controlled trial of carbon dioxide insufflation during colonoscopy. *Dis Colon Rectum* 2003; **46**: 322–6.

East JE, Suzuki N, Arebi N, Bassett P, Saunders BP. Position changes improve visibility during colonoscope withdrawal: a randomized, blinded, crossover trial. *Gastrointest Endosc* 2007; **65**: 263–9.

Forbes GM, Collins BJ. Nitrous oxide for colonoscopy: a randomized controlled study. *Gastrointest Endosc* 2000; **51**: 271–7.

Froehlich F, Wietlisbach V, Gonvers JJ, Burnand B, Vader JP. Impact of colonic cleansing on quality and diagnostic yield of colonoscopy: the European Panel of Appropriateness of Gastrointestinal Endoscopy European multicenter study. *Gastrointest Endosc* 2005; **61**: 378–84.

Kim LS, Koch J, Yee J, Halvorsen R, Cello JP, Rockey DC. Comparison of patients' experiences during imaging tests of the colon. *Gastrointest Endosc* 2001; **54**: 67–74.

Martin JP, Sexton BF, Saunders BP, Atkin WS. Inhaled patient-administered nitrous oxide/oxygen mixture does not impair driving ability when used as analgesia during screening flexible sigmoidoscopy. *Gastrointest Endosc* 2000; **51**: 701–3.

技术和适应证

Barclay RL, Vicari JJ, Doughty AS, Johanson JF, Greenlaw RL. Colonoscopic withdrawal times and adenoma detection during screening colonoscopy. *N Engl J Med* 2006; **355**: 2533–41.

Friedman S, Rubin PH, Bodian C, Goldstein E, Harpaz N, Present DH. Screening and surveillance colonoscopy in chronic Crohn's colitis. *Gastroenterology* 2001; **120**: 820–6.

Kiesslich R, Neurath MF. Surveillance colonoscopy in ulcerative colitis: magnifying chromoendoscopy in the spotlight. *Gut* 2004; **53**: 165–7.

Nelson DB. Technical assessment of direct colonoscopy screening: procedural success, safety, and feasibility. *Gastrointest Endosc Clin North Am* 2002; **12**: 77–84.

Rex DK. Colonoscopic withdrawal technique is associated with adenoma miss rates. *Gastrointest Endosc* 2000; **51**: 33–6.

Rex DK, Overley C, Kinser K *et al*. Safety of propofol administered by registered nurses with gastroenterologist supervision in 2000 endoscopic cases. *Am J Gastroenterol* 2002; **97**: 1159–63.

Saunders BP, Masaki T, Sawada T *et al*. A peroperative comparison of Western and Oriental colonic anatomy and mesenteric attachments. *Int J Colorectal Dis* 1995; **10**: 216–21.

Shah SG, Brooker JC, Williams CB, Thapar C, Suzuki N, Saunders BP. The variable stiffness colonoscope: assessment of efficacy by magnetic endoscope imaging. *Gastrointest Endosc* 2002; **56**: 195–201.

van Rijn JC, Reitsma JB, Stoker J, Bossuyt PM, van Deventer SJ, Dekker E. Polyp miss rate determined by tandem colonoscopy: a systematic review. *Am J Gastroenterol* 2006; **101**: 343–50.

Wexner SD, Garbus JE, Singh JJ. A prospective analysis of 13,580 colonoscopies. Reevaluation of credentialing guidelines. *Surg Endosc* 2002; **15**: 251–61.

危险和并发症

Kavin RM, Sinicrope F, Esker AH. Management of perforation of the colon at colonoscopy. *Am J Gastroenterol* 1992; **87**: 161–7.

Rutgeerts P, Wang TH, Llorens PS, Zuccaro G, Jr. Gastrointestinal endoscopy and the patient with a risk of bleeding disorder. *Gastrointest Endosc* 1999; **49**: 134–6.

Tran DQ, Rosen L, Kim R, Riether RD, Stasik JJ, Khubchandani IT. Actual colonoscopy: what are the risks of perforation? *Am Surg* 2001; **67**: 845–7.

第**7**章

结肠镜治疗

器械

内镜下息肉切除术需要的器械很少,在很多情况下,器械越少意味着越好。完全熟悉一套附件不多的电外科设备有助于识别息肉切除术中出现的问题,从而显著提高治疗的安全性。

圈套器

目前使用的圈套器有多种。圈套钢丝的粗细和圈的大小可影响息肉切除术的操作。一次性使用的圈套器具有状态良好、预测性好的优势。多数内镜医师倾向于选择直径为2.5cm的圈套器,治疗较小息肉时选择直径为9~10mm的小圈套器(图7.1)。圈套器的选择主要取决于个人经验。

无论使用哪种圈套器,在开始息肉切除术前都需要注意以下几点:

(1)光滑感是安全性的基础。圈套器手柄和钢丝应开闭自如,当圈套器位于息肉后方和套取息肉颈部时便于内镜医师或助手评估圈套器的状态。一次性使用圈套器通常状态良好,对于重复使用的圈套器,如果钢丝已经变形、移动有阻力,就应该丢弃。

(2)圈套钢丝的粗细对电凝和电切速度有显著影响。多数圈套器的钢丝较粗,这样

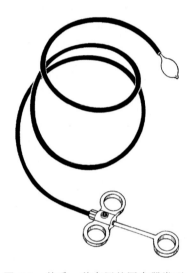

图 7.1 熟悉一种商用的圈套器类型。

有助于降低非故意机械切割的风险,同时因接触面积大,局部电凝的效果优于电切割。某些一次性使用的圈套器钢丝较细,需要调低切割电流功率,收紧圈套时要小心,避免充分电凝颈部血管前切割过快。如果使用不熟悉的圈套类型要小心。

(3)收紧圈套的力量控制也非常重要,特别是在圈套切除较大息肉时。使用前检查圈套器,收紧时以圈套前端在鞘管内距离鞘管末端15mm为宜(图7.2a)。确保在塑料鞘管因压力起皱的情况下仍能收紧息肉蒂部,这是在切除粗蒂息肉时容易出现的问题。如果收紧圈套时力量不足(图7.2b),后期电切

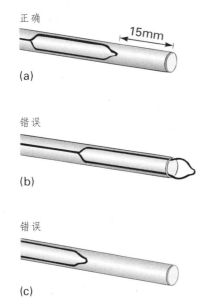

正确

15mm

(a)

错误

(b)

错误

(c)

图 7.2　(a)圈套器距离鞘管末端 15mm 是合适的；(b)钢丝太松；(c)钢丝太紧。

将更多依赖于高功率的电流，息肉蒂部中心的血管可能因电凝不充分，增加潜在出血的风险。如果收紧时圈套前端在鞘管内距离鞘管末端太远(图 7.2c)，容易导致在充分电凝前发生机械切割，引起出血。

(4)如果息肉较大、视野不好或任何原因导致的预期困难，应用铅笔或记号笔在手柄上标记圈套前端恰好收进鞘管时的位置(图 7.3)。这可能是息肉圈套器电切除术中最重要的安全系数。这样可避免助手在收紧圈套器时把钢丝收进鞘管内太深，避免在息肉蒂部较细时发生机械切割而没有充分电凝。并可在息肉蒂部较目测粗或套住息肉头

部组织时(图 7.4)起警示作用。偶尔也可在圈套器插入后，内镜下观察到圈套前端即将伸出鞘管时在手柄上标记。很多圈套器手柄带有模铸或打印的标记，但重新标记更安全，这确保圈套器关闭状态被重新检查了，同时新做的标记也更容易看清楚。

其他附件

• 热活检钳。如果没有 APC 设备，热活检钳可用于切除直径为 3~4mm 的小息肉，也可用于毛细血管扩张或血管发育不良的治疗。

• 注射针。黏膜下注射生理盐水或肾上腺素对于抬举无蒂息肉、预防出血或止血时非常有用，也可用于切除位置的标记。

• 喷洒管(色素内镜用)。喷洒色素有助于充分观察较小息肉或扁平息肉，分辨息肉表面细节及无蒂息肉的边界，没有喷洒管时可以通过内镜活检孔道直接喷洒色素(操作可能更简单)。

• 金属夹和尼龙圈套释放器。这类附件对于治疗和预防息肉切除术后出血非常有效。常规金属夹对于蒂部较粗的息肉比较困难，如果息肉头部较大，尼龙圈也难以套取。但在息肉切除术后出血或出血风险较大时，如患者有出血倾向或正在服用抗凝药物等情况时，可用金属夹或尼龙圈套处理息肉残蒂。最好在开始治疗前就准备好尼龙圈套(EndoLoop®，奥林巴斯)和金属夹，以备突发

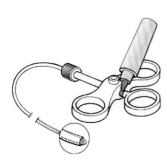

图 7.3　当圈套前端恰好收进鞘管时在手柄上标记。

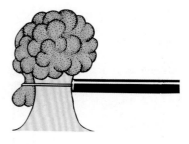

图 7.4　息肉组织被圈套器套住后会降低它的作用。

出血时使用。在紧急状态下，这些附件都需要精巧的装配，一次性使用金属夹可以避免这个问题，使用方法是先轻轻收紧使金属夹张开，然后强力收紧并关闭金属夹。

· APC 管。可在正面或侧方激发，取决于喷出气流的方向。在各种环境下，APC 治疗的基础是在待电凝的病变表面产生局部氩气团。

· 特殊附件。不断演进的多种"刀"（电切金属丝）、钩等，使较大无蒂息肉的黏膜下剥离（ESD）更加快速、安全。多数内镜医师对这类附件接触较少。

· 标本回收器。标本回收可用圈套器或专用标本回收装置，如多股记忆金属网篮（图 7.5）或尼龙网（图 7.6）。直径不超过 6~7mm 的较小息肉或组织块可被吸引到息肉过滤瓶内（图 7.7），也可采用更便宜的措施，在内镜吸引管接头处放置一块纱布，用于吸引时过滤息肉（图 7.8）。

息肉电外科治疗的原理

电外科或电热电流可产热并凝固局部血管。圈套器对于凝固组织的圈套切除也更容易，但这是次要的作用。高频电流通过组织时引起细胞内离子碰撞，从而在组织内产热（图 7.9）。高频或"射频"电流每秒转换方向百万次（10^6 周期/秒或 1MHz）（图 7.10）。

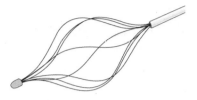

图 7.5 多股记忆金属网篮。

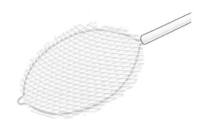

图 7.6 尼龙网。

高频电流不会引起"休克"和疼痛，因为高速变化方向的电流使肌肉和神经细胞膜来不及去极化，因此也不会产生肌肉收缩和传入神经冲动。因此，患者不会感觉到电外科电流，对于心肌也同样安全。与此相反，能导致休克的家用电流每秒钟仅转换方向 50~60 次（50 周期/秒）（图 7.11）。低功率的高频电流即便直接引起患者或术者的皮肤烧伤，也是轻微的，而这也是极其罕见的。粘贴电极板或回路电极要确保与患者皮肤良

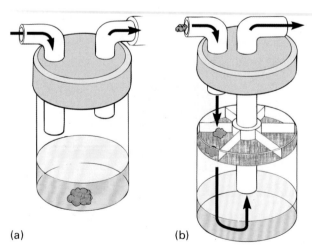

(a)   (b)

图 7.7 (a) 老式黏液瓶；(b) 息肉过滤瓶。

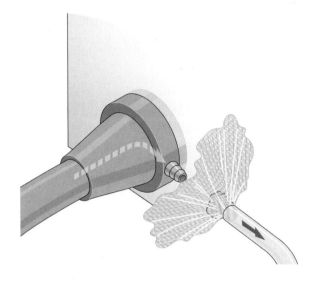

图 7.8　在吸引器接头处放置一块纱布以取出息肉。

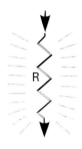

图 7.9　高频电流通过组织阻抗（R）时产热。

10^6 c/s

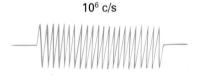

图 7.10　电外科电流每秒转换方向 1 000 000 次，产热但不会引起休克。

50 c/s

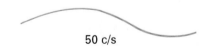

图 7.11　家用电流每秒转换方向 50~60 次，产热并会引起休克。

好接触，如果接触不充分，安全回路会发出警报声。电外科电流唯一真正的危害在于电凝部位消化道壁的热效应。

低功率电外科电流对心脏起搏器没有影响。此外，电外科电流仅在息肉切除处（腹部）和外接电极板（通常在大腿部）之间产生，远离心脏起搏器。但植入式电除颤器可被电外科电流激发，因此行高频电息肉切除时，应由心脏电生理技术员使电除颤器暂停工作并进行心电监测。如有疑问，应咨询患者的心脏病医师。

电凝和电切电流

电切电流具有不间断的波形（因此功率高）和较低的电压峰值（图 7.12）。不规则的电流激发空气成带电的"离子云"，即可见的高温电火花，使表层细胞汽化。因电切电流电压较低，穿透较干燥的组织并在深部产热的可能性小。

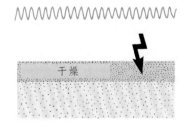

图 7.12　电切电流：持续（高功率）低电压波不能通过干燥组织。

电凝电流具有间断的高电压峰值，带有介于电压中位的"平静期"，该期约占电凝时间的80%（图7.13）。高电压使电流通过干燥的组织向深部传导，同时"平静期"电压（除了高功率设置）降低气体电离、火花形成和局部组织破坏的趋势。

混合电流混合了两种波形（图7.14），一些电外科设备可以提供相对较强的电切和较弱电凝的混合电流。不同电流混合比例的差异提示不同电外科设备输出特点比我们介绍的更加复杂，一些设备可能具有更强的止血效果。当我们换用新的电外科设备时，有必要从低功率设置开始谨慎使用。如果可能，应先选用一个小病变或在一个大病变的边缘进行试验，避免未经练习直接进入"重要时刻"而后悔。

"自动电切"电流由一些较智能的电外科设备产生，能自动调节输出功率，以适应待加热组织的阻力，从而产生一个可以预测的切割速度。尽管对肠壁较薄部位的较大扁平息肉用这种电流切除可能较安全，我们发现对于常规息肉切除，这种输出方式可能止血不足。内镜医师同时也失去了通过圈套关闭的感觉控制切割速度和局部热凝程度的

能力。因此我们倾向于使用电凝电流（在一些电外科设备中有时表述为"软凝"）。

电流密度

电流通过时组织产热是因为组织的高电阻。不同组织电阻不同（如脂肪组织导电性差，因此产热少），但通常约为100Ω。组织在加热过程中脱水（干燥）使电阻增加，同时干燥的组织切割更困难。如果电流弥散范围较大，组织电阻和产热效应就会降低（图7.15）。为了获得较高的电凝效果，必须把组织中的电流限制在最小范围内，这就是电流密度的原理（图7.16）。这一原理是所有电外科技术的基础，并且解释了为什么在与皮肤接触面积较大的回路电极板处没有明显的产热效应，但在圈套器套取的组织处产生明显的热凝效应（图7.17）。在臀部或腿部皮肤与回路电极板之间，即便是相对较小的接触面积也已经足够。对于高频电息肉切除术中采用的功率，擦湿皮肤和额外的导电胶也没

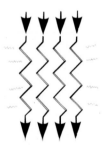

图7.15 电流容易通过大范围组织，产热较少。

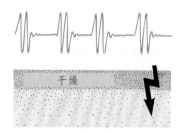

图7.13 电凝电流：间断的高压波可通过干燥组织。

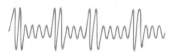

图7.14 混合电流具有电切电流和电凝电流两种特征。

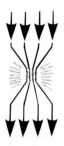

图7.16 电流密度是由于限制了组织范围，使产热增加。

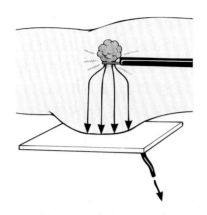

图 7.17 在圈套器处产热，而不是在电极板处。

有必要。

息肉电切术的要点是在切割前热凝蒂部中心部位或基底的动静脉。套取息肉后关闭圈套器可阻断血流，同时增加蒂部中心的电流密度并进行充分热凝(图 7.18)。收紧圈套是关键，因为电流密度增加与圈套内面积(πr^2)呈反比，圈套内面积变化与电流密度变化之间是平方反比关系。电流密度的增加与产热量的增加的平方成比例，因此圈套内组织面积的轻微减少即可导致组织中产热量明显增加。相反，收紧圈套时套取的蒂部是最细的部位，这意味着蒂的基底部和肠壁极少遭受热损伤，这也解释了有蒂息肉电切术中或术后极少发生肠穿孔。圈套钢丝和息肉表面的接触压力和圈套钢丝的粗细(导丝越细，产热越多)也是影响

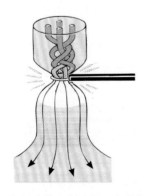

图 7.18 在切除前必须电凝整个蒂部血管丛。

产热效应的因素，接触面积和产热量之间也呈平方反比关系。

热凝效应与设备功率增加(图 7.19)和电凝时间延长(图 7.20)呈正比(忽略热损耗等复杂情况)。

圈套的关闭程度是最重要的变量，因产热量与圈套内面积的减少呈立方比关系(图 7.21)。如果圈套太松，几乎不可能对组织进行充分热凝；如果太紧，会导致热凝过快。小息肉的蒂部较软，需要快速电凝。较粗大的蒂，可压缩性差，需要稍高功率和较长电凝时间才能产生可见的热凝效应。从外表很难

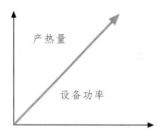

图 7.19 产热量与功率呈正比。

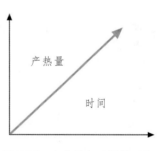

图 7.20 产热量与时间呈正比。

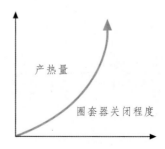

图 7.21 产热量与圈套内面积较少呈立方比关系。

精确判断蒂的直径和致密性，因为视野可能较差，内镜广角镜头的失真效应也可能造成困扰。通过圈套器对蒂的感觉也可能欠精确，尤其是一些较细的、可压缩鞘管的圈套器，可能会出现蒂未被充分收窄但手柄已关闭的现象（图 7.22）。考虑到塑料鞘管在压力下起皱的现象，在使用新的圈套器套取较大息肉前，确保圈套器关闭后圈套前端距离鞘管末端 15mm 非常重要。对于这种情况，推荐采用较低功率（15~25W）的纯凝电流充分电凝。如果没有可见的电凝效应，通常延长电凝时间就可以了，仅在个别情况下需要提高功率。一些设备的自动电切模式可以自动调节输出功率产生恰当的热凝效果。

"低温慢煮"是息肉切除术的基本原则，

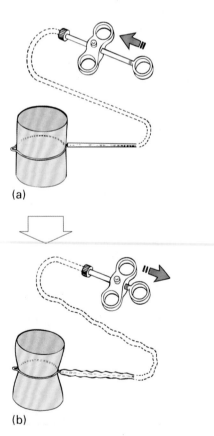

图 7.22 在套取较粗的蒂时（a），在关闭之前塑料鞘管可能起皱（b）。

在切割前对蒂部进行电凝的时间要足够。在蒂部充分电凝时能明确观察到蛋白质变性发生的肿胀（甚至汽化）。但要注意电凝的发生可能超过可见的凝固范围，这也是热活检后发生黏膜溃疡和迟发出血的原因。组织脱水后电流将无法通过蒂部，随后不得不依靠圈套导丝进行机械切割，原则上这是一项危险操作，因为厚壁血管往往在最后才被切断。安全的低功率电流热凝组织会不可避免地消耗一定时间，如果电凝时间超过 30~40s，远处散热的风险会增加（也会发生肠壁损伤），在这种情况下，提高功率以加快速度可能比较现实。最大功率通常不应超过 30~50W。

粗蒂（直径≥1cm）的热凝更困难，存在中心血管难以充分电凝的风险，特别是对于那些较为坚实、可压缩性差、中心有较大且壁厚血管的蒂。采用稍高功率从蒂的外围开始并且收紧圈套可能有效。但这两种方法的联合也会产生不良效应，即产热量显著增加，使恰恰需要缓慢、可控的热凝的中心索发生电切。其他因素，如电流在对侧接触点发生泄漏等都可能导致更复杂的后果，后文还会谈到。

如果较大息肉的蒂部没有可见的电凝效应，应检查以下几点：

• 环路及连接是否正确。

• 圈套是否正确装配，是否充分收紧。

• 息肉蒂部套取是否恰当，是否套住息肉头部（见图 7.4）。

• 如果蒂非常粗，要考虑是否需要注射肾上腺素（见图 7.23），金属夹和尼龙圈套是否齐备。

• 圈套是否能重新放置在蒂部更高、更细的部位。

如果有可能发生并发症的疑虑，或术者经验不足，就应解开圈套器（见后文），交由经验更丰富的医师来完成切除术。

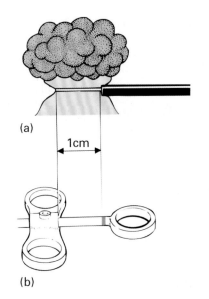

图 7.23　(a)粗蒂可能会出血,可考虑预注射。(b)到关闭标志的距离提示蒂的大小。

息肉切除术

有蒂息肉

即使是专家,在套取某些息肉时也可能很困难。结肠镜操作不熟练的初学者可能会漏掉一些息肉,或观察息肉不充分,导致息肉切除不安全或未完全套取。

以下步骤和要点有助于确保息肉切除术安全、有效。

(1)检查、标记圈套器。过于热心但经验不足的助手可能关闭圈套器过紧导致未充分电凝前机械切割。这在圈套导丝较细、息肉蒂部细小时更容易发生。手柄上的标记可以提示圈套关闭时前端已经达到外鞘管末端。标记可以在术前或圈套器已插入结肠镜内时完成(见图 7.3)。在套取粗蒂息肉时,手柄上的标记可以粗略测量蒂的大小,并对可能出现的问题起到警示作用(图 7.23b)。

(2)了解电外科设备。在第一次使用一套电外科设备时,应从设备的最小功率开始,每调整一次功率均应试验性操作 2~3s,利用最细的蒂找到能产生可见、可控电凝效应的最低功率(通常为 2.5~3)。

(3)建立息肉切除术的标准路径,并一直遵守。应在每次息肉切除术前检查链接、电极板位置和电外科设备。确保脚踏板在习惯的位置,最好是放在不需要去看,在套取息肉后的关键时刻用脚就能感觉到的位置。息肉可能因患者活动或咳嗽而突然移位。

(4)利用关闭的圈套器外套管评估较大息肉的基底和蒂的活动性。由于内镜广角镜头的失真效应,靠视觉评估蒂的粗细相对困难。通过与直径 2mm 的外鞘管比较评估蒂的直径,用外鞘管推动息肉评估蒂的长度和活动性,对判断是否需要较高的功率和(或)较长的切除时间非常有价值。

(5)在套取较小和常规大小的息肉时,在内镜钳道内打开圈套器,可避免圈套器从内镜中出现时再操作手柄。需要多练习才能高效套取息肉。最好是圈套器充分张开,然后操作内镜控制钮和镜身,完全通过内镜操控把圈套放在息肉上方。在结肠内越过息肉再打开圈套,然后缓慢拉镜,直到息肉进入视野并进入打开的圈套内。对一些套取困难的息肉,圈套也可以在远侧张开并推向息肉背侧(图 7.24),或者把圈套放在息肉一侧,通过恰当地移动内镜把圈套摆动到息肉上方。

(6)息肉切除前需要调整到最佳视野和息肉最佳位置,尤其是预计息肉切除术会比

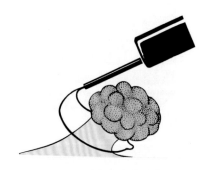

图 7.24　反向套取有时有用。

较棘手时,但是否棘手往往是在把圈套放置在息肉上方时才能判断出来(图 7.25a)。变换患者体位有可能改善蒂的视野。应旋转镜身,调整息肉和圈套到视野底部理想的位置,从而在息肉切除术中不会失去视野(图 7.25b)。

(7) 套取息肉并推送外鞘管抵住蒂部("推"的技巧),可促使圈套器在同一点精确收紧。如果没有推送外鞘管,圈套在助手关闭时可能会移位甚至从息肉上拉脱(图 7.26),

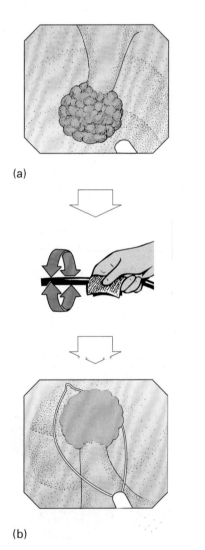

(a)

(b)

图 7.25 (a)圈套器位置不好? (b)旋转镜身,获取理想的位置和视野。

除非内镜医师同时推进外鞘管("拉"的技巧)。如果怀疑套取部位不合理,可以震动或快速张开、关闭圈套,使圈套滑落到蒂部。用力使内镜前端弯向恰当的方向可能有帮助,虽然可能会丢失最理想的视野。

(8)轻轻关闭圈套器至标记处,或通过手感进行判断,直至圈套器恰当关闭。圈套器在蒂的顶部最窄的部位进行关闭是最理想的,残留的少许正常黏膜有助于病理判读(图 7.27)。圈套开始收紧的时候要轻,在圈套切割进组织后,如果圈套处在不合理的位置,再打开圈套器就会非常困难。如果有长蒂,尤其是怀疑息肉有恶变可能时,应在蒂的较低位置进行切除,以期彻底切除被浸润的组织。

(9)如果圈套器已经收紧,但卡在错误的位置,或发现息肉很难安全切除,可以通

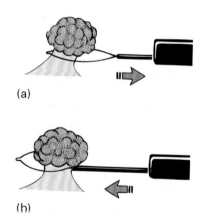

(a)

(h)

图 7.26 (a)为避免在闭合时圈套器脱落,(b)可在关闭前将前端抵住蒂部。

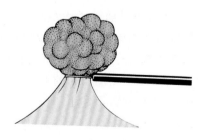

图 7.27 在蒂的最窄部位套取。

过如下方法解开圈套器:抬高外鞘管尾端越过息肉头部,用力往里推,必要时同时推进结肠镜(图7.28)。如果圈套已经完全陷在息肉中,需要插入第二条较细的内镜(胃镜、儿科结肠镜),利用活检钳慢慢解开圈套器。需要记住:总是有方法(与圈套器的类型有关)解开圈套器;或者剪掉手柄、退出内镜,把圈套器留在肠道内, 让息肉和圈套器自行脱落;或再用一个圈套器切除息肉(如果可能,可由另一名内镜医师来实施)。没有必要因为切除术已经开始就必须坚定地实施下去。

(10)利用低功率电凝电流进行热凝(15W或设置成2.5~3, 但较大的息肉可能需要更高的功率)。持续轻轻收紧圈套"掐住"组织并创造一个适宜的电凝操作环境。每次电凝持续5~10s,观察组织肿胀、发白的情况,一旦可以看到组织开始凝固,收紧手柄,持续电凝,并开始切割。

(11)应注意观察息肉脱落的方向,否则可能会浪费时间寻找切掉的息肉。如果息肉丢失,应寻找腔内的液体,那里很可能是息肉掉落的地方。如果附近没有液体,可用注射器注水,观察水流方向。如果水流回向镜头,息肉可能掉落到镜身侧,需要退镜寻找切除的息肉(视频7.1)。

小息肉:圈套高频电切除?"冷圈套"切除? 热活检?

与大息肉相比,小息肉常常套取困难,即

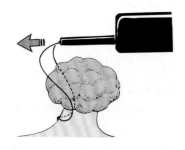

图7.28　为了解开被卡的圈套器,可将它向上推过息肉头部。

便使用回收吸引滤器也不易回收。一些内镜医师也可能会忽略这些小息肉,或者描述为增生性息肉,错误地推断小息肉没有恶变潜能。活检发现70%的结肠小息肉是腺瘤,仅有约20%的小息肉是增生性的(与直肠相反)。因此一旦发现结肠小息肉也应圈套切除或破坏掉。但对这类息肉的处理方法目前仍有争议(视频7.2)。

活检钳适用于非常小的息肉(1~1.5mm)。

小圈套器(直径为 9~10mm)可用于切除多数小息肉(2~7mm),必须能在近距离观察的视野内打开。如果没有小圈套器,而助手能在打开、关闭圈套器时熟练配合,标准(直径为 25mm)或更大的圈套器也可以使用。

小息肉的准确套取对操作技巧的要求较高。在基底部套住并切除息肉,及寻找、回收切除的息肉标本均需要一些技巧。

除了可能会在充分电凝(可见的电凝效应)前发生的过快的机械切割,传统的圈套器电凝切除是安全的,因此可由内镜医师自己操作圈套手柄,以控制收紧程度。

"冷圈套"切除不用电流,依靠切除术中血管的机械损伤导致的局部血管收缩和凝血过程止血。只需要准确套取息肉,不用关注圈套收紧控制,过程快速、简单。令人惊奇的是这种方法术中即时出血并不常见(必要时注射肾上腺素可有效止血),并避免了息肉切除术后延迟出血这一危害显著的并发症。

标本吸引回收瓶(见图7.7)是回收直径 5~7mm 以下息肉的方便装置。在内镜吸引管接头处装一块纱布可有效、廉价地回收单发息肉。内镜医师可通过吸引管阻塞时吸引气流声的消失判断息肉到达纱布(见图7.8)。大的标本常被吸在内镜前端活检钳道口,除非切割或吸引成小块。

热活检

通过热活检钳电凝是切除直径为 1~4mm 的小息肉的快速、有效的方法，并可同时获得活检标本（图 7.29a）。但在多年的应用过程中，偶尔会在术后 1~12 天出现显著的延迟大出血（需输红细胞 1~2 单位），这可能与不小心的深部组织热损伤和动脉壁坏死有关。目前更倾向于应用冷圈套切除小息肉，热活检治疗已经基本废弃。

热活检钳与普通活检钳的区别是有绝缘塑料鞘管，能连接电外科设备，采用与圈套器切除小息肉相似的低功率电凝电流（15~25W），夹住的组织标本（仅 10%~20% 可获取整个息肉）被保护在活检钳内，不会被热损伤（除非长时间电凝，组织可被传导过来的热量损伤）。相比之下，即便是恰当的

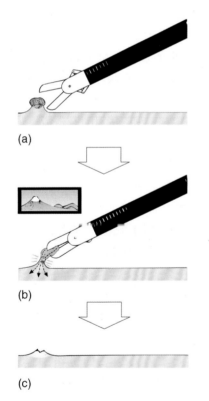

图 7.29　用热活检钳抓取小息肉(a)，将其拉起并电凝，直至出现"富士山"样外观(b)，然后取下活检标本，留下凝固的息肉基底(c)。

操作，仅在息肉局部组织和血管电凝 1~2s，仍会导致明显的浅表溃疡，溃疡一般在两周内愈合。

安全的热活检是通过一些技术细节，使热损伤小心地控制在局限的范围内。

（1）仅选择合适的小息肉，如果发现抓取的息肉比预计的要大，应及时放弃热活检，改用小圈套器切除术。

（2）用热活检钳瓣抓住息肉的顶部（图 7.29b）。抓取时注意热活检钳不要用力抵住肠壁，即使这在常规黏膜活检中是正常的。

（3）通过控制内镜角度钮和轻轻回拉热活检钳，像支帐篷一样抬起息肉，使下方黏膜形成假蒂（像一座小山）。肠壁黏膜下是疏松结缔组织，容易把病变抬举起来（像手背的皮肤）。在肠壁较薄的近侧结肠行热活检术是危险的，多数医师认为是相对禁忌证（因此应格外小心）。

（4）确认绝缘鞘管在内镜下可见，避免热活检前端的金属部与内镜接触。

（5）电凝电流最长使用 2~3s。假蒂是最细的部位，局部电流密度较大，可瞬间产生电凝效应。电凝的区域因发白易于分辨，理想的电凝范围应处在"半山腰"以上，"富士山效应"（图 7.29c）。没有必要进一步扩大电凝范围，而且相邻看起来正常的组织也可能已发生热损伤，随后出现坏死。

（6）已知即使息肉头部残留有未充分电凝的组织，息肉基底部组织和血管已经被破坏，残留的息肉组织会自行脱落，无须处理，完成活检。

直径≥4mm 的息肉不宜采用热活检术。热活检钳夹持息肉时，息肉基底部比与活检钳的接触面积宽（因此仅在息肉表面出现小范围的热损伤），更危险的是，电流从接触点扇形发散（图 7.30）（可引起远处组织损伤，导致不可见的组织坏死）。电凝时间过长、试图用热活检术破坏过大的息肉会导致

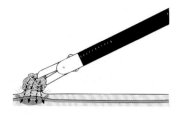

图 7.30 如果息肉太大或未被提拉起来，热活检是危险的。

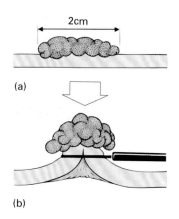

图 7.31 (a)套取无蒂息肉比较危险;(b)因为有可能会套住肠壁全层。

深溃疡,增加延迟出血、肠壁全层损伤和穿孔的风险(在近侧结肠更易发生)。因此,如果术中发现息肉太大,不适合热活检术进行快速、可观察到的局部电凝,应停止操作,取活检,残余息肉用圈套器切除术治疗。

切除息肉时常遇到的问题

无蒂息肉

套取无蒂和宽基底息肉时,很难在局部形成较高的电流密度,从而难以产生高效的电凝效果。对内镜医师来说,切除大的无蒂息肉(图 7.31a)或宽蒂息肉存在一定困难,分块切除也是一个安全的选择。对于这些病变,一些具有自动电切功能的电外科设备可能更有优势,这些设备在电切开始时提供较高的功率,随后快速降到安全范围。幸运的是,多数所谓的直径达 10~15mm 的无蒂息肉能很容易地用圈套器收紧后形成亚蒂息肉,宽基底息肉可以用圈套器充分拉起来形成一个可压缩的假蒂。圈套息肉前先行黏膜下注射抬举息肉也是一种可行的方法。

套取无蒂息肉后需要前后移动圈套器确保安全性。如果结肠壁不动,仅黏膜层随圈套器移动,切除是安全的,如果肠壁随圈套器移动,表明套住了肠壁全层(图 7.31b),需要松开圈套,重新套取更小的范围。如果一个无蒂隆起息肉的基底部直径超过 1.5cm,安全的处理办法是分块切除(图 7.32)。切除息肉的每一部分都不会有肠

壁全层损伤的风险,出血的风险也很小,因为息肉头部的血管比蒂部要小得多。采用下面要介绍的黏膜下注射技术可完整地切除直径达 1.5~2cm 的无蒂息肉,如分块切除,病变标本块也大得多。

内镜下黏膜切除术:"注射息肉切除术"

黏膜下注射生理盐水抬举无蒂息肉可使息肉切除术更容易。此方法在直肠病学中常用,在结肠镜下的应用最早的描述见于1973 年(视频 7.3)。黏膜下注射最初用于获取无蒂小息肉(扁平腺瘤)的组织标本(图7.33),现在已经成为一种常规技术。注射息肉切除术或内镜下黏膜切除术(EMR)对于切除超大息肉具有重要价值,其优势在于:①(使用肾上腺素时)创造一个不出血的息肉切除平面;②黏膜下层形成一个充盈的"安全水垫",保护肠壁不受热损伤。注射可

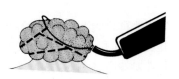

图 7.32 分块切除更安全(虽然病理医师不太满意)。

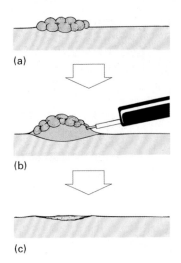

图 7.33 （a）一个小的无蒂息肉；（b）黏膜下注射生理盐水抬举无蒂息肉；（c）一次切除。

以使用生理盐水（0.9%）或在生理盐水中加入 1:10 000 肾上腺素（肾上腺素浓度为 1/200 000）。但这种"安全水垫"会在 2~3min 内吸收，因此圈套息肉也要适当加快。为了使"安全水垫"维持的时间更长一些，可以使用高渗溶液（2 倍浓度生理盐水，或 20% 葡萄糖，或透明质酸，加或不加肾上腺素）。有些专家会在制备注射液时加入几滴美兰，蓝色的黏膜下层水垫范围更清晰，帮助术者识别无蒂息肉的边界。用 10mL 的注射针管，25G 硬化治疗针，对准临近息肉的黏膜表面，用以下任意一种方法进行注射：

• 推针注射法：推荐使用这种方法。要求助手在针尖扎入黏膜下 1~2mm 前开始注射。

• 退针注射法：针尖扎入黏膜下或穿透息肉组织，边缓慢退针边注射。

相对慢的、低压力的注射可以观察到黏膜下水垫的形成。黏膜下层可用于成功注射的分离平面非常浅表，一般的情况容易注射得太深，但注射针和溶液进入腹膜或腹腔没有危害。在黏膜下注射 1~3mL 对于抬举并立即圈套切除一个小息肉足够了。对于大的息肉，需要 20~30mL，对于巨大的半环周息肉，可能需要注射达 100mL。

大的无蒂息肉第一次黏膜下注射要在近侧，这样抬起的水垫就不会影响视野。其后的每次注射在之前形成的水垫的边缘进行（图 7.34），或者直接在息肉的表面注射（如果息肉不厚，注射针可以穿过息肉到达黏膜下层）。

如果黏膜下注射抬举无蒂息肉失败（即抬举阴性），提示为恶性病变，病变因浸润至深层而变得固定。如果抬举阴性，不要冒险去尝试切除病变，需要等待病理结果，并要考虑用超声内镜或其他手段来重新评估病变，有可能需要外科手术治疗。一直需要牢记的是：标记病变位置协助定位。

大的无蒂息肉：分块息肉切除术

即使是非常大的无蒂息肉，通常也可以内镜下切除，但需要些特殊的技巧，专家的观点和临床判断非常关键（视频 7.4）。无蒂息肉病变如果太大，如超过 50% 环周，或超

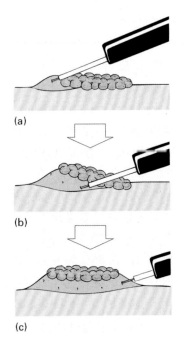

图 7.34 （a）首先在一个大的无蒂息肉近端注射；（b）然后在周边注射；（c）完全抬举息肉后再切除。

过皱褶之间的范围,内镜下切除就不太安全了。但随着操作技术和附件的改进,这种观念也在发生变化。如果患者手术风险非常大,同时愿意接受反复内镜检查,那么内镜下切除仍是一种选择。如果结肠镜下治疗困难,腹腔镜下治疗可能更好。

应尝试在第一次内镜治疗时完全切除病变(即使是分块切除),因为形成的瘢痕会使后续的黏膜下注射和病变切除变得困难。注射对于安全切除非常重要,但这需要灵巧的内镜操作、耐心和充足的时间。非常大的息肉的分块切除可能需要花费约 1h。残留病变用 APC 治疗简单、安全(图 7.35)。操作结束前,应在病变邻近的黏膜下做标记,以便随访。

如果观察困难或瞄准困难,儿科内镜可用于反转内镜预注射或套取息肉近侧部分。标准的息肉圈套器有可能从湿滑的、球形预注射区域滑掉,但细的、较硬的单股圈套器可以有效地切入息肉或其下方的水垫(大的无蒂息肉出血并不大)。针状刀曾被用于在

注射抬起的息肉边缘进行预切开,使圈套器更容易套取。尖端带钉的圈套器可以将圈套的顶端固定在黏膜表面某个恰当的位置,使打开和控制圈套器更容易。标准圈套器的顶端也能够通过非常短时间的电凝作用在黏膜上起到类似的固定效果。

除非操作期间过度充气,无蒂息肉切除术中发生疼痛提示可能发生肠壁全层的热损伤,刺激了腹膜上的疼痛感受器。幸运的是,疼痛总是发生在严重的损害出现之前,这也是要尽量避免过深镇静和麻醉的原因。如果发生腹痛并且抽气不能缓解(在息肉切除术中常会过度送气保持良好的视野),就需要放弃操作,在 3 周后,损伤已经痊愈,并经过恰当的评估后再次内镜治疗。

大息肉和内镜黏膜下剥离术

直肠内大的无蒂息肉考虑使用弯曲度好的内镜进行切除。无蒂息肉距离肛缘12cm 之内称为腹膜外息肉(即腹膜反折以下),发生穿孔的风险小。腹膜外息肉通过直肠病学技术可以获得单个大标本,与内镜下分块切除术所得到的混乱的组织块相比,更有利于病理学检查,但手术视野要差一些。麻醉下经肛门显微外科(TEMS)可以进行肛门扩张,可以用双手进行注射、剪切,如怀疑病变恶性可全层切除,但技术难度大,未被广泛应用。对有经验的内镜医师,用内镜下黏膜剥离术(ESD)治疗大的无蒂息肉是一项有吸引力的治疗措施,尤其是病变位于直肠时。这种方法来源于日本对早期胃癌的内镜下治疗,通过黏膜下注射和不同的电外科刀,该技术可以完整剥离病变。然而,这项操作费时、技术要求高,应由有经验的专家进行操作。

正如之前介绍的,初次内镜下治疗失败会形成瘢痕,明显影响后续的黏膜下切除治疗。如果内镜医师觉得病变切除有可能失

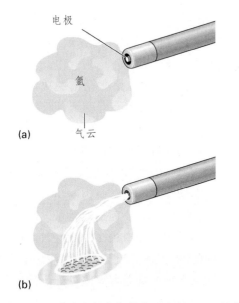

图 7.35　(a)内有电极的氩等离子电凝(APC)导管释放氩气云。(b)启动电外科装置电离气体,传导电流到组织。

败,决定请其他合适的专家(无论是 EMR、ESD 或经肛门外科局部治疗)处理时,应该只是观察评估病变,不要再取活检或尝试圈套切除。

在直肠内,为了 EMR 或 ESD 进行黏膜下注射时,应使用 1:200 000 的肾上腺素(结肠其他部分 1:10 000),因为有可能进入循环系统并引起严重的心律失常。

临近肛门的小的直肠息肉能够局部麻醉后反转内镜套圈(局部麻醉常用 3~5mL 2% 利多卡因,不加入肾上腺素)。直肠壶腹远侧 3~5cm 观察困难,感觉神经末梢丰富,烧灼会导致像皮肤损伤一样的疼痛。如果息肉非常小,容易快速套取,冷圈套可能是最好的方法。

应避免套取内痔或局部的曲张静脉,以免导致大出血。

有蒂大息肉的治疗

有时,"大息肉"其实是一个错觉,因为大小是根据肠腔直径判断的。近侧结肠和盲肠息肉往往比第一眼看起来的要大,在憩室病患者较窄的肠腔,看起来较大的息肉在圈套时会发现其实非常小。

在套切较粗的蒂时,蒂中心的血管相对较粗,需要额外的电凝以降低出血风险,在开始操作前要进行充分的准备和小心的评估。

(1)确保注射针已经预充肾上腺素,以备出血时快速使用。同时准备金属夹和尼龙圈套。

(2)利用关闭的圈套器接触和移动蒂部,判断直径、长度和活动性。

(3)尽可能获得最佳视野,如有必要,旋转内镜或变换患者体位(图 7.25 和图 7.36)。

(4)把圈套放在蒂部最窄的位置,以确保得到最大的电流密度。

(5)在蒂的下部较低位置考虑"预圈套",

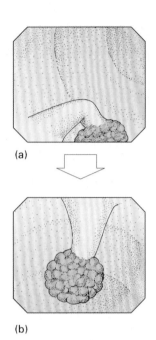

图 7.36　(a)息肉视野较差?(b)通过重力改变患者体位。

以扩大电凝区域。开始热凝蒂部前,轻轻收紧圈套,这时不做切割,圈套容易解开,解开后重新放置在蒂部较高的位置进行常规息肉切除。

(6)热凝蒂部的时间比正常稍长,直至可见的肿胀和发白,这提示可以安全进行切割。

(7)考虑使用比平常稍高的功率,尤其是在切除过程中,中心索变干,圈套器不能最后切除。不要着急用收紧圈套器完成切割。最粗的动脉最后才能切断,因此继续提高电流功率,通过热凝协助切割是安全的。

圈套切除大的带蒂息肉时,要警惕发生并发症,尤其是出血,但这通常可以避免。大的息肉不可避免地有更多的厚壁大血管。通过仔细的"低温慢煮"切除技术、注意下面介绍的注意事项并准备好风险处理（即预防）附件,我们进行了多年的息肉切除术,没有发生过严重的即刻出血。然而,延迟出血的发生难以预测,主要是在开始的 24~48h 内,偶尔情况下,12~14 天内都有可能发生。

对侧烧伤一般问题不严重。在圈套切除大的带蒂息肉的过程中,息肉头部不可避免地会碰到其他部位的肠壁。在某个接触点,电流可能发生泄漏导致蒂部电凝不足,并可能引起对侧烧伤。对侧烧伤通常发生在视野之外(图 7.37)。烧伤的危害通常是理论上的,并且可以在电凝期间通过移动圈套的息肉头部进行避免,这样确保不要一个接触点接受所有的热量。也可以选择让息肉头部和对侧肠壁接触的面积大一些,这样接触电阻小,局部产热少。

困难的息肉切除时应尽量保持圈套住的蒂部在视野内,尤其是在仅能观察到部分息肉时,要确保在电切之前已经产生足够的、可见的热凝效果[如果泄漏的电流通过蒂部流向头部的接触点,电凝可能优先发生在圈套部位以上(图 7.38),圈套部位以下的蒂部血管电凝不足,导致出血]。

在息肉切除后如果怀疑蒂部电凝不足,或残留蒂部没有显示发白等电凝充分的效果,或残蒂中心可见血管断端,明智的方法是轻轻收住残蒂进一步电凝(不进行切割)后再移除圈套器。

圈套前在息肉蒂部预注射肾上腺素可降低即刻出血的发生率(图 7.39a)。在息肉基底部一点或多点注射 1~10mL 1:10 000 肾上腺素溶液(生理盐水或两倍浓度生理盐水溶液),可以观察到黏膜因血管收缩在注射后 1min 左右变苍白。内镜医师可观察到蒂

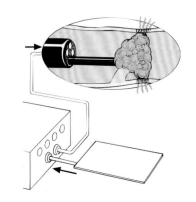

图 7.37 电流泄漏可能导致对侧烧伤。

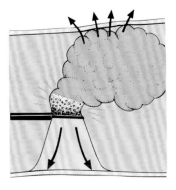

图 7.38 大面积的接触减少了对侧烧伤的风险,但也减少了较低蒂部的电流和热凝效果。

部肿胀、苍白,最后息肉头部因缺血呈紫色,再在蒂的上部或注射点以上部位进行切割就会比较有信心。

应用尼龙圈套和金属夹勒紧或夹住残蒂对粗蒂息肉、服用抗凝药物或阿司匹林患者非常重要。处理粗蒂最确定的方法是留置尼龙圈套(图 7.40),通常是在息肉切除术后的残蒂上使用,因为柔软的圈套很难直接通

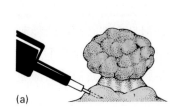

(a)

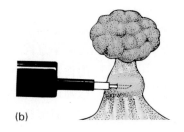

(b)

图 7.39 (a)在圈套宽带息肉前注射肾上腺素以避免出血。(b)对于有出血危险的长柄息肉,注射硬化剂和肾上腺素。

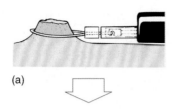

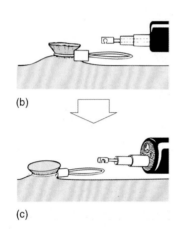

图 7.40　(a)将一个留置尼龙圈套放在粗蒂上；(b)锁紧袖口；(c)松开圈套，勒断残蒂。

过直径超过 2cm 的息肉头部套住蒂部。如果是较细的蒂，在息肉切除前后都可以很容易地用金属夹夹住。金属夹对控制无蒂息肉切除术后局部出血非常有用，由于没有残蒂，尼龙圈无法使用(视频 7.5)。

回收息肉标本

直径≥3cm 的息肉切除后回收时通过肛门括约肌非常困难。如果用圈套器和抓取器用力拉出，息肉就会破碎，采用多股网篮或息肉回收网回收，如果能覆盖大部分或整个息肉，就可以避免这种情况。标本到达肛门时要求患者向下用力做排气的动作可反射性地松弛括约肌，同时轻轻向外拉，帮助标本排出(注意保护会阴，避免过度刺激)。

如果左侧卧位回收失败，可以让患者蹲下或坐在坐便器上，利用生理反射快速地排出息肉。大的硬质肛门镜、组织抓取钳或海绵夹持钳也可以使用，把息肉和器械一起取出。

多个息肉的回收

90%的腺瘤患者仅有 1~2 个息肉，检出超过 5 个息肉的患者不多见。一些多发息肉(增生性、PJ 综合征、幼年性息肉、淋巴滤泡、脂肪瘤或炎性息肉)是非肿瘤性的，在冒险切除大量息肉之前，最好是等待常规活检或代表性地切除部分息肉活检，因为冒险切除带来的风险可能超过了病变本身。

如果患者有 6 个或 6 个以上明显的腺瘤，幸运的是这种情况比较少见，如果发生，在圈套切除前有必要进行全结肠检查，以确定是否有多发的和更小的息肉(可能是家族型腺瘤性息肉病)。通过透明黏膜表面的反光寻找反光的微小结节，可以发现直径<1mm 的息肉。这些息肉直接观察时很难看见，喷洒染色剂染色后可变得明显。结肠黑变病也可以非常清楚地显示出没有色素沉着的微小息肉或淋巴滤泡。也需要选择典型的活检进行诊断。

喷洒染色剂(色素内镜)能提高对细节的观察能力，几乎达到立体显微镜水平。在表面喷洒染色剂(0.1%~0.4%的靛胭脂溶液)可以显示直径小至 0.5mm 的息肉，表现为蓝色背景中的苍白色小岛。染色可以使用喷洒管，通常是在退镜期间进行。一个简单的方法是使用 20~30mL 的充空气的注射器抽吸 5mL 染色剂，插入内镜的橡皮活检塞，直接注入肠腔。这样数秒钟之内就可以染色一小段结肠。乳化硅油消泡剂可以加入染色剂中去除小的气泡。这些气泡可能被误认为是微小息肉。发现任何息肉都必须取活检明确诊断，因为淋巴滤泡也可能被经验不足的医师误诊为腺瘤。尽管在淋巴滤泡的顶部通常有酒窝样或脐样凹陷。

电子染色内镜窄带成像(NBI)和智能分光比色技术(FICE)用不同的方法缩小白色光带宽，识别可见光谱中的不同部分，这样能够增强对不同组织的识别。NBI 利用光学滤镜增强中央光谱，识别增加的微血管密度，并使腺瘤在周围的环境中易于分辨。FICE 是基于光谱分析技术，并采用内镜后的处理程序。两种方法都是利用内镜上的按钮激活，在应用中比喷洒染色剂有明显的优势。电子染色内镜在高危人群中可能非常有用，即使是散在分布的微小腺瘤对风险分层也非常重要，如家族性非息肉性结直肠癌患者。

一次性回收多发息肉病理检查是为了避免反复插入内镜的一种折中措施。在实践中，可以使用一些附件，如息肉回收网，使回收更容易。如果有耐心和技巧，可以一次回收 3~5 个中等大小息肉，但如果是切除圈套，一次只能回收 1~2 个息肉。任何被热活检钳或圈套切除的小息肉都可以被吸引到息肉吸引过滤瓶中，或吸引到装在吸引管接头的纱布里(见图 7.7)。圈套切除非肿瘤性的息肉(PJ 综合征、幼年性息肉或炎性息肉)后，通常没有必要进行淘洗这一技术。这类患者首次就诊时，可能需要切除多达 60~100 枚息肉，这些息肉的病理学检查是次要的，因为恶变可能性小。多发息肉圈套切除后，常首先被回收到降结肠或乙状结肠，然后结肠镜插入脾曲，用注射器通过内镜管道注入 500mL 温水。在近侧结肠充气，直到患者感觉到腹胀。在内镜退出肛门前，通过内镜注入排便灌肠液或磷酸盐灌肠液，可促使患者在数分钟之内将大部分息肉和息肉碎块排入便桶中。

1cm 及以上的炎性息肉应该切除，因为结肠炎患者也可发生散发腺瘤。多数炎症后息肉有时也被称为"假性息肉"。这些息肉看起来小而光滑，像蠕虫样呈尾状，通常是健康、非肿瘤性的组织，常在各种类型的严重结肠炎痊愈后出现。可以忽略这类息肉，如果有疑问，可以取少量活检以确认。大的炎症后息肉有出血的倾向，有腺管组织和紊乱的结构，与错构瘤性息肉(幼年性息肉)相似，与腺瘤区分困难。这些大的炎症后息肉可能在圈套切除后意外出血，这是因为这类息肉基底部比较松软，与其他息肉富含肌组织的蒂相比，发生快速机械切割的可能性更大，也有可能是因为本身富含血管。任何广基或无蒂息肉，特别是长期存在的溃疡性结肠炎或克罗恩病结肠炎后隆起性病变，要积极处理，因为可能出现一种所谓的 DALM(病变或肿块相关性的不典型增生)，DALM 是由重度不典型增生而发生局部改变最明显的部分。对这种可疑病变，在圈套之前在病变周围进行黏膜活检。圈套切除可能使不典型增生的检出率降低。

恶性息肉

如果息肉不规则、表面形成溃疡、触之固定、粗蒂、抬举征阴性，有恶性可能。染色后近距离观察腺管开口类型(Kudo 分型 V 型)，或 NBI 观察微血管形态(NICE 3 型)提醒内镜医师病变可能为浸润癌。如果对内镜下切除仍有疑问，可以用超声内镜进行评估，尽管很多内镜医师通过判断抬举状态这种更务实的方法进行评估，如果能够充分抬举，就进行切除。如果有蒂息肉有癌变可能，切除时要确保在蒂部较低的位置进行切除(允许病理科医师进行恰当的评估)，并且确保被浸润的蒂部可以被切除，但不要冒穿孔的风险。病理医师应在观察多个垂直切面的基础上报告息肉是否彻底切除，内镜医师关于是否完全切除的观点也非常重要，应该进行记录。如果有必要，应尽早复查，最好在 2 周之内进行。这时能看到正在愈合的溃疡，提示息肉切除的部位(可以进行活检或标记）。考虑恶变的每一个息肉都应该回收，并在胃镜室病理申请单上的结肠解剖图上分别确定部位。描述息肉在"距离肛门 70cm处"切除是不够的，因为这个距离可能仅到达乙状结肠中段或盲肠。

　　应该标记每一个可疑的或部分切除息肉的位置，不管是为了随访或可能实施外科手术，标记方法是在黏膜内注射无菌的碳颗粒混悬液（有商品化的注射器装好的成品）（图 7.41）。对内镜随访来说，在息肉切除周边黏膜注射 1mL 就足够了，如果可能需要开腹手术或腹腔镜治疗，就需要在结肠的多个侧壁进行多点标记，这样在术中不管观察到肠管的哪个侧面都能明确病变肠段的位置（墨水标记在直肠病变中没有必要或不推荐进行，因墨水诱导的纤维化可能干扰手术组织平面）。墨水泄漏会导致内镜视野漆黑一片，可在黏膜下注射形成一个或多个小生理盐水垫，然后更换注射器，把 1~2mL 墨水注入水垫内。碳颗粒可在黏膜下存留很多年甚至终生，内镜下显示为蓝灰色的斑，很容易发现。也可以选用消毒过的印度墨水做标记，但还没有正式批准医用，并且可能需要在注射器上安装滤菌器（视频 7.6）。

　　恶性息肉是否被彻底切除是一个常见的问题，尤其是当病理医师给了让内镜医师感到意外的恶性结果时。一些非特征性改变，如息肉较大、质硬、形状不规则等可提示息肉有恶变的可能，但恶性息肉的肉眼改变并不显著，因此，临床医师和内镜医师会面临这样一个困境。但幸运的是，对于

有蒂息肉，可以采用保守治疗措施，而不是外科手术。如果癌组织分化"良好"或"尚好"，浸润范围距切缘 1mm 以上，内镜下看起来已彻底切除，不推荐追加外科手术。在这种情况下，发生局部肿瘤组织残留或淋巴结转移的可能性很小（不考虑可能性更小的无法切除的远处转移，但其可能性总是存在），同时老年患者外科术后的即时死亡率可达 1%。

　　恶性息肉的外科适应证有：
- 无蒂息肉。
- 浸润范围距离切缘 <1mm。
- 癌组织分化较差（未分化），发生转移的可能性较大。

　　以上这些情况下，发生淋巴结转移的可能性大，除非患者手术的风险非常大，大多数情况应行外科手术治疗。是否手术需要以长期生存为目标进行临床综合判断，分析危险性和临床特点，还必须重读病理切片并请专业的组织病理学专家会诊，也要寻求患者和家属的意见，并相应调整临床决策。如果切除病变有疑问，对于年轻患者，很难决定不做外科手术，不管是从情感角度还是要确保"绝对安全"。对老年患者来说，是否做外科手术的决定不是那么绝对，少数患者，即便内镜切除标本病理学检查看起来无须追加手术，仍在外科术后发现局部淋巴结转移和肿瘤残留，而一些最终证实没有肿瘤残留的患者因不必要的外科手术死亡了。手术也并不能确保彻底切除肿瘤，已有报道，尽管外科和病理医师都没有异常发现，患者仍死于远处转移。

并发症

　　出血是息肉切除术后最常见的并发症，可延迟发生于术后 1~14 天，偶尔也会发生术后即时出血。小息肉切除术后出血的发生率应不到 1%（不管即时还是延迟出血），有

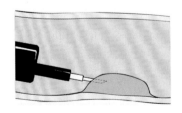

图 7.41　1mL 印度墨水可永久标记息肉切除部位。

报道直径>3cm 的无蒂息肉分块切除后出血的发生率为 7%~14%。在内镜医师普遍采用"文火慢煮"电凝技术并应用肾上腺素注射、尼龙圈套及金属夹后,粗蒂息肉切除术后出血已经很少见。

内镜下观察到的即时出血通常表现为缓慢渗血,也可能出现严重的动脉喷射性出血。应采取一切措施立即控制动脉性出血,否则就可能失去视野或形成血凝块。如果出血点的视野模糊,应注入大量的水以防止形成血凝块。内镜下血凝块通常无法吸出,可以通过改变患者体位(如右侧卧位观察远侧结肠)改善内镜视野,确定息肉切除部位,以便内镜下治疗措施的实施。迅速再次套取残蒂,在残蒂周边注射 5~10mL 1:10 000 肾上腺素盐水溶液,也可以采用 APC 止血。如果已经用圈套器套住残蒂,仅仅收紧残蒂 10~15min 常常就可以止血,无须进一步电凝止血。如果圈套器放开后残蒂仍出血,可以用圈套电凝、APC 或金属夹止血。重新套取残蒂后,也可以再插入一条内镜(如儿科结肠镜或胃镜)注射止血。少数情况下,在采取各种措施后动脉性出血仍未停止,最佳的处理措施是动脉插管栓塞或注射血管升压素(也有静脉输注血管升压素和生长抑素成功止血的报道)。必须通知外科医师患者可能需要手术并充分输血。

继发(延迟)出血可能发生在术后 12~14 天内,特别是圈套切除较大的息肉或热活检治疗过大息肉后(直径>5mm)。服用抗血小板药物的患者延迟出血的发生率更高,通常在多发或较大的息肉切除术前 7~10 天就应该停用抗血小板药物。频繁排便并排出鲜血块提示左半结肠持续或延迟出血,右半结肠出血后大便改变出现较晚,出血速度的判断困难。

所有患者都应了解息肉切除术后发生延迟出血的可能性,以便患者在发生小的出血时也能识别。患者应该知道相应的电话号码,如果持续出血或出血量大,应向医院报告并准备住院。延迟出血通常可以自止,偶尔需要静脉输液或再次行结肠镜检查,不要忘记血管造影止血的可能性。

"息肉切除术后综合征"发生在肠壁全层热损伤后,表现为发热、腹痛和腹膜炎,也被称为"已经闭合的穿孔"。这是困难的息肉切除术后,特别是分块切除近侧结肠较大的无蒂息肉后的少见并发症。其特点为息肉切除术后局限性腹痛,发热持续 12~24h,X 线检查没有游离气体,没有弥漫性腹膜炎征象。腹膜的炎症反应会导致局部结构的黏附(主要是网膜和小肠覆盖炎症部位),所以是自限性的。可采取卧床休息、全身应用抗生素等保守治疗措施,如果症状和体征没有快速消退,及时请外科会诊是明智的。

幸运的是,直接穿孔相对少见。通常可保守治疗,但治疗措施的选择与息肉基底大小有关。如果肠道准备良好,小息肉圈套切除或热活检治疗后穿孔的危险性较小,如果肠道准备差,息肉较大或无蒂,出现穿孔征象后应强制性外科手术治疗。只要出现穿孔征象就应通知外科医师,如果有可疑穿孔征象,首选腹腔镜下缝合或夹闭穿孔(视频 7.7)。

安全性

任何息肉切除都有潜在风险,要确保遵守所有可能的安全措施。确保设备和配件正常、可用,小心操作并注意维护。如果息肉切除术中出现问题,首先检查电外科设备、线路连接和回路电极板。

最重要的安全性因素是每一次严格的操作规则,确保在实施每一次息肉切除术时都严格按照操作规则,因为人犯错误的概率要大于机器失灵。"军事化"的操作流程有很多优势,助手应大声重复所有内镜医师的要求,确保两者都能实时了解对方的操作。在术中,助手和术者应相互检查,确保一切符合流程,术前设备已经检查(包括在手柄上标记)。

　　良好的肠道准备是获得良好内镜视野和干净的镜下操作区的必要条件。如果肠道准备较差,在进行可屈式乙状结肠镜检查时,应用二氧化碳代替空气注入,避免过多的氧气(注入的空气)和甲烷(来自残余蛋白质的细菌代谢产物)或氢气(细菌发酵碳水化合物)混合。应反复注气、吸引以稀释肠道内气体。如果肠道准备良好就没有发生爆炸的危险,使用空气是安全的。

　　患者的服药情况很重要。为了降低延迟出血的风险,息肉切除术前 10 天就应该停用氯吡格雷等抗血小板药物(以允许新的具有黏附性的血小板产生),术后 7~14 天也应停用。近期的数据支持息肉切除术对服用阿司匹林或非甾体抗炎药(NSAID)是安全的这一目前的推荐。很多内镜医师依然会对使用抗血小板药物的患者行息肉切除术,但前提是患者能够很容易地得到医疗救助,并且没有社交和旅行的禁忌。细心检查并告知患者迟发性出血的风险是必需的。

　　只有经验非常丰富的术者才应该对使用抗凝药物的患者行息肉切除术。患者应被警告知晓一旦发生迟发性出血是需要立刻复查内镜的,因为出血一般不可能自行止住。应该采取细心的预防措施,包括息肉切除前进行黏膜下盐水注射和息肉切除之后使用确保安全的套扎环或止血夹。通常,在经过相关科室医师同意以后,抗凝药物可以停用 10~12 天来确保息肉切除术的完成并有足够的时间来处理术后即刻发生的出血或迟发出血。有的医师倾向于将患者收住入院并且术后立即改用肝素,但迟发性出血的风险一般来得更晚,经常发生在患者出院以后。

其他治疗方法

球囊扩张

　　采用经内镜球囊扩张术对较短的狭窄或吻合口进行球囊扩张是容易完成的,尤其是有导丝辅助的情况下。目前的 TTS 球囊能够卷得非常紧以通过小直径的器械(即使是标准的 3.7mm 的通道,手感和操控性也很好)。球囊插入之前应涂抹硅胶来使它润滑。球囊的轴身和尖端部位要尽可能保持平直,以减小插入阻力并避免纽结。要完成这些,有必要将镜身回拉一点,然后等球囊放到预定位置后镜身再回到狭窄处。作为整体的一部分的导丝会让球囊通过有转角或固定不动的狭窄区域时变得非常容易,但灵巧性、操控技巧和想象力必须同时具备才能让球囊送到预定位置。

　　直径不小于 18mm 的球囊具有最好的长期效果,并且长度为 5cm 时最容易在狭窄内部形成哑铃形结构,在扩张时更能保持固定位置而不易滑进滑出。球囊必须用液体来扩张,或者用水或稀释的造影剂,因为气体太容易被压缩变形。要使用压力枪和压力表,因为单靠手的力量无法达到并保持推荐的扩张压力,通常压力大小约为 5 个大气压或 80psi(磅/平方英尺),并保持 2min 来实现有效的扩张,尤其是在球囊塑料的伸展过程很慢且幅度很小时。压力枪还可以实现"控制性径向扩张球囊"所需要的压力控制,这使得内镜医师对于球囊达到的扩张直径具备一个相当精确的概念。

　　扩张是有风险的,并且扩张到什么程度完全是一个凭经验判断的问题。在不同的研究中,狭窄扩张的总体穿孔率为 4%~10%,因此事先必须得到患者的知情同意,并且患者认同手术的风险虽然小,但确实存在。伴发瘢痕的、溃疡的或成角度的狭窄在扩张时更可能发生撕裂（很可能发生在首次扩张到12~15mm而第二次扩张到更大的直径时）。外科手术后的吻合口狭窄扩张起来更安全且更容易，尤其是狭窄很直时。金属支架（见下文）在治疗顽固性狭窄和有纤维化的狭窄时有一定作用。尽管如此，发生在吻合口的具有典型的网状纤维带的狭窄，能够通过针刀切开后再使用大直径球囊扩张的方法来取得很好的疗效。

置管

排气和置管在回肠或假性梗阻（Ogilvie综合征）中很重要的，因为内镜下排气可以避免外科手术。简单的结肠排气的效果一般都很短暂，除非将引流管留置，并且最理想是放置在近端结肠。

有一种专门设计的结肠排气装置可以经内镜插入（TTS insertion），另外 ERCP 支架装置的部件也能够用来行结肠排气，但需要先在推进器导管上切割出小洞，然后将导管通过导丝留置在结肠内并抽出导丝。由于导管的直径比较小，因此很可能需要频繁地冲洗导管。

"猪背"法（piggy-back）可以将直径较大的导管附着在内镜外侧，它是通过一个连接祥来实现的。这个祥一端连接在导管顶端，另一端被活检孔道中的活检钳夹持（图 7.42）。有一种改进的方法避免了活检钳的使用而保证了操作过程中拥有更好的吸引（结肠可能没有准备并且很污浊）：导管末端的一条很细的棉线环被一条吸引孔道内

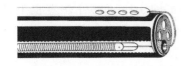

图 7.42　一种排气导管可以附着固定于结肠镜的外侧。

的很结实的单纤维尼龙环固定住，一旦导管送达近端结肠，通过猛拉尼龙环即可拉断棉线环并且释放导管。引流导管连接于吸引器或引流袋上。将一根硅胶涂抹过的导丝（Savary-Gilliard 型导管或相似的钢丝）插入排气导管内可以增加导管硬度，来防止导管被结肠的蠕动排出体外。

肠扭转和肠套叠

结肠镜可以通过排气来治疗乙状结肠扭转，它相当于一个可有效控制的排气导管，因此排过气的肠祥能够被动地解除扭转。排气导管可以通过器械的工作通道插入肠道（见上文）。尽管如此，当导管或内镜顶端已经轻柔地插入或通过扭转部位时，排气本身已经非常充分，足以使肠扭转自行解除，因此，内镜下处理通常是不需要的。除非当肠段呈现蓝黑色和缺血引起的坏疽样改变时才需要外科手术治疗，因为穿孔的风险很高。

肠套叠易于诊断却通常无法在内镜下来治疗，因为没有足够的向内推力可以沿着成祥的结肠传递到回盲区（这是肠套叠这一罕见病最易发生的区域）。找到并去除任何可能的病因，如大的息肉或脂肪瘤，可以预防肠套叠的再发。

血管发育不良和血管瘤

在治疗血管发育不良时，宁可是因为应用了过少的热量而失败。即使是轻微的发白和水肿，也会在 24h 内进展成明显的局部溃疡。几周以后复查就很容易发现这些改变，但困难的是如何区分穿孔与第一次过度治疗。由于血管发育不良主要发生在壁很薄的近端结肠，不管采取哪种治疗方法，都要更加小心。APC 由于操作简单、疗效确切并相对安全，通常会被选择。如果没有 APC，可以小心地使用其他形式的电凝（单极或双极）、

热探头或激光。审慎地选择热活检钳可以非常有效地治疗小的病变，因为小的病变能被夹住，并且将黏膜提起后选择性地加热。取活检是不必要的，在微小的可视的热凝以后钳口很容易再次张开(视频 7.8)。对于较大的有明显中心滋养静脉的血管发育不良，最好先在边缘环形多点局限性加热，然后在中央部位附近加热一次或多次，而不应该在一个区域冒着出血和穿孔的风险过度加热(图 7.43)。

在处理血管发育不良时，较大的放在最后，首先处理单个的，因为大的病变可能会出血并导致无法找到其他病变。凝固的目标是破坏血管病变的浅表部分(血管病变可累及黏膜下层)，凝固离表面最近的最易被损伤的血管，但也能引起残余血管表面的正常黏膜的再生。如果同时存在多个血管发育不良，就很难判断哪个才是出血的源头。血管发育不良的表面伴发溃疡少见，但却是明显的近期出血的标志，一个小的、鲜红色的、底层灌注良好的病变，比一个大的、浅表的、蜘蛛样的粉红色病变更加可疑。黏膜损伤或出血点很容易被误认为是血管发育不良，如果怀疑，就应冲洗病变表面或直接损伤病变，以观察它是否会出血。这比过度诊断和冒着不必要的并发症的风险要好。

血管瘤总是有蛇形的迂曲的血管。结肠血管的类型有很多变异，相应地更易引起血

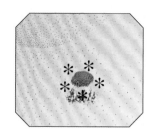

图 7.43　先环绕血管发育不良点状加热，最后加热中央部位。

管异常的过度诊断。对于所有血管瘤，内镜治疗在任何情况下都是无效的，因此内镜检查的目的只是排除其他病变并记录病变的表现。只有一种罕见的儿童"海绵样血管瘤"(蓝色橡皮疱痣综合征) 的息肉样隆起是可以采用内镜下治疗的，可以用 APC 或硬化疗法来治疗(该病可发生在全消化道、皮肤和任何其他部位)。

肿瘤的破坏和减轻

无法手术的或引起梗阻的肿瘤组织可以通过减瘤术和气化术来治疗，可以联合应用圈套切除、APC 或激光光凝固。用硬化治疗的注射针多次注射无水乙醇也被使用过，一般每 1~2 天重复治疗一次，直到预期的清除目标达到为止。在直肠，泌尿外科的电切镜下圈套也被用过，就像经尿道的前列腺切除术一样，是在有甘氨酸溶液或空气的条件下完成的。

自膨胀金属支架置入术已经基本取代了这些曾经的经典疗法。结肠使用的支架类似于食管支架，但部分考虑到肿瘤向内生长缓慢且容易处理，而支架异位却是个难题，因此结肠支架没有覆膜并且它们的镍钛合金"记忆金属"结构是专门设计成不可移动的(所以也无法取出)。结肠支架的置入通常是联合内镜和 X 线的操作过程。理想状态下，内镜医师插入内镜到肿瘤的近端，穿过导丝并通过金属夹或射线下显示的皮肤标记来准确定位病变的上缘与下缘。偶尔需要扩张成形术，但通常支架在置入 24h 内会自动产生一个慢性的扩张作用(也更安全)。如果内镜无法通过狭窄部位，一个亲水的 J 形导丝可在直视下插入狭窄，造影剂通过导管向下注入，并且剩下的步骤和支架的置入都在射线下监控完成。内镜医师最终确认放置的位置满意并且支架远端已张开。

推荐阅读

一般资源

Waye JD, Rex DK, Williams CB. *Colonoscopy* （2nd Edition）. Oxford: Blackwell Publishing Ltd, 2009, 816 pp. Extensively referenced multi-author textbook covering all aspects.

Waye JD, Aisenberg J, Rubin PH. *Practical Colonoscopy*. Oxford: John Wiley & Sons, Ltd. 2013, 199pp. A good overall account of the "nuts and bolts" of colonoscopy, but particularly strong on polypectomy.

息肉切除术

Canard JM, Vedrenne B. Clinical application of argon plasma coagulation in gastrointestinal endoscopy: has the time come to replace the laser? *Endoscopy* 2001; **33**: 353–7.

Ellis KK, Fennerty MB. Marking and identifying colon lesions. Tattoos, clips, and radiology in imaging the colon. *Gastrointest Endosc Clin North Am* 1997; **7**: 401–11.

Ferrara F, Luigiano C, Ghersi S et al. Efficacy, safety and outcomes of "inject and cut" endoscopic mucosal resection for large sessile and flat colorectal polyps. *Digestion* 2010; **82**: 213–20.

Heldwein W, Dollhopf M, Rösch T *et al*. Munich Gastroenterology Group. The Munich Polypectomy Study （MUPS）: prospective analysis of complications and risk factors in 4000 colonic snare polypectomies. *Endoscopy* 2005; **37**: 1116–22.

Repici A, Hassan C, Vitetta E *et al*. Safety of cold polypectomy for <10 mm polyps at colonoscopy: a prospective multicenter study. *Endoscopy* **2012; 44:** 27–31.

Tanaka S, Oka S, Chayama K, Kawashima K. Knack and practical technique of colonoscopic treatment focused on endoscopic mucosal resection using snare. *Dig Endosc* 2009; **21** Suppl 1: S38–42.

Tappero G, Gaia E, DeGiuli P *et al*. Cold snare excision of small colorectal polyps. *Gastrointest Endosc* 1992; **38**: 310–13.

Wadas DD, Sanowski RA. Complications of the hot-biopsy forceps technique. *Gastrointest Endosc* 1987; **33**: 32–7.

息肉与肿瘤的相关内镜资源

Cappell MS, Abdullah M. Management of gastrointestinal bleeding induced by gastrointestinal endoscopy. *Gastroenterol Clin North Am* 2000; **29**: 125–7.

Clements RH, Jordan LM, Webb WA. Critical decisions in the management of endoscopic perforations of the colon. *Am Surg* 2000; **66**: 91–3.

Haggitt RC, Glotzbach RE, Soffer EE, Wruble LD. Prognostic factors in colorectal carcinomas arising in adenomas: implications for lesions removed by endoscopic polypectomy. *Gastroenterology* 1985; **89**: 328–36.

Lieberman D. Colorectal cancer screening: practice guidelines. *Dig Dis* 2012; **30** Suppl 2: 34–8.

Rex DK, Bond JH, Feld AD. Medical-legal risks of incident cancers after clearing colonoscopy. *Am J Gastroenterol* 2001; **96**: 952–7.

Toyonaga T, Man-i M, Chinzei R *et al*. Endoscopic treatment for early stage colorectal tumors: the comparison between EMR with small incision, simplified ESD, and ESD using the standard flush knife and the ball tipped flush knife. *Acta Chir Iugosl* 2010; **57**: 41–6.

Ueno H, Mochizuki H, Hashiguchi Y *et al*. Risk factors for an adverse outcome in early invasive colorectal carcinoma. *Gastroenterology* 2004; **127**: 385–94.

第 **8** 章

资源与链接

网站

互联网上有海量的有价值的材料,多数是世界各国的主要的内镜协会提供的。这些资源包括很多贴心的实践指南。一个国家级协会的全部清单可以在 OMED 组织(Organisation Mondial de Endoscopy Digestive)的官方网站 www.omed.org 上获得,并且所有发表的指南的链接都可以在 www.gastro-hep.com 上面查到。

主要的西方国家的协会资源有:

美国胃肠病学院(ACG):www.acg.gi.org。

美国胃肠病学会(AGA):www.gastro.org。

美国胃肠内镜学会(ASGE):www.asge.org。

英国胃肠病学会(BSG):www.bsg.org.uk。

欧洲消化内镜学会(ESDE):www.esge.com。

美国内镜外科医师协会(SAGES):www.sages.org。

内镜书籍

Classen M, Lightdale CJ, Tytgat GNJ. *Gastroenterological Endoscopy*. Stuttgart, New York: Thieme, 2002, 777 pp. *A comprehensive multi-author review.*

DiMarino AJ, Benjamin SB. *Gastrointestinal Disease: an Endoscopic Approach*. Boston: Blackwell Science, 1997, 1161 pp. *A comprehensive two-volume textbook focusing on the clinical practice of gastrointestinal endoscopy.*

Modlin IM. *A Brief History of Endoscopy*. Milano: Multimed, 2000. *Not so brief—a fascinating and detailed historical review, including the history of endoscopic societies.*

Schiller KFR, Cockel R, Hunt RH, Warren BF. *Atlas of Gastrointestinal Endoscopy and Related Pathology* (2nd edn). Oxford: Blackwell Science, 2002. *Detailed text and multiple images, incorporating pathology.*

Shepherd M, Mason J, Swan CJ. *Practical*

Endoscopy. Chapman Hall Medical, 1997. *An excellent introduction aimed primarily at nurses and endoscopy assistants*.

Sivak M （ed.） *Gastroenterologic Endoscopy* （2nd edn）. Philadelphia: WB Saunders, 2000. *The biggest textbook to date （120 contributing authors, 1611 pages）*.

Sivak MV, latterly Lightdale CJ （series ed.） *Gastrointestinal Endoscopy Clinics of North America*. Philadelphia: WB Saunders.

Waye JD, Rex DK, Williams CB. *Colonoscopy. Principles and Practice*. Oxford: Blackwell Publishing, 2003.

关注内镜和临床的期刊

《美国胃肠病杂志》。美国胃肠病学院官方杂志。

《消化内镜》。日本胃肠内镜协会官方杂志。

《内镜》。欧洲胃肠内镜协会(和 20 个附属国家级协会)的官方杂志。

《胃肠内镜》。美国胃肠内镜学会官方杂志。

《消化道》。英国胃肠病学会官方杂志。

《外科内镜》。美国胃肠内镜外科医师协会和欧洲内镜外科协会的官方杂志。

未来？来自资深学者的评论

老人喜欢回忆过去，就像 Peter 最近在他的回忆录中写的："光明的尽头还是隧道，而我的内镜之旅已经有 60 年（参见 www.peterbcotton.com）。"展望未来更有挑战性，但不断尝试总是充满乐趣。

我们开始职业生涯的时候恰逢现代内镜的诞生，能够见证和培育现代内镜激昂挺近到胃肠内镜实践的心脏之地真是我们的一种特权。当我们步入落幕之年时，假设所有美好的事物都已经结束了，那将是非常有吸引力的。但这种想法毫无疑问是错误的。我们无法从不可预知的技术进步中预测可能发生的范式转变，但从当前趋势中推测的难度要小得多。

智能内镜

现代生活在很大程度上被计算机芯片增强了。我们的汽车知道它们在哪儿，它们已经行驶了多远，如何到达目的地，在加油和维修之前它们还能开多远，甚至知道轮胎的压力和与其他物体处在了危险的近距离之内。试验汽车正在公路上行驶而不需要司机。30 年前，我们当中一个人拥有一个自控的结肠镜原型（只是当模型来用），它有一个操作杆，可以用来控制电机转向装置。我们希望内镜能够自动控制或自动保持在肠腔中心，知道它们在哪里和到过哪里，能够识别它们看到的东西并进行汇报，能够在需要的时候给出建议——这些不同于记录错误、

修复和关键的质量指标。也许它们能够决定一名内镜医师是否能够胜任，并设计出补救措施。当工程师们忙于实现我们梦想的内镜时，他们可能也希望关注于改善人体工程学。

结肠镜：恩赐还是泡沫

现在大部分消化科医师的时间都被结肠镜检查占据，并且多数只是为了筛查。这样做的益处是明显的（也是报酬丰厚的），但这已经扭曲了医学实践并削弱了医师的顾问的角色，而这一角色才是医师参与培训的主要目的。目前，医师来操作而将与患者谈话的事情大多留给了"中等水平服务提供者"，尤其是执业护士和医师助理。我们认为，与此相反才是更好的，并且给予几个原因认为转变很可能会发生。结肠镜毫无疑问在技术上变得更易操作，但没有人认为它便宜或无创，而这却是一种筛查方法应该具备的。理想情况下，结肠镜应该属于第二梯队，主要用来治疗其他更简单的方法筛选出来的患者。这些方法可能包括胶囊结肠镜或高阶 CT 结肠镜，但理想情况下，筛查应该是通过基因检测或用基因组的、蛋白组的或其他标记物来检测细胞样本。我们期待药物学或免疫学方法能够预防和（或）治疗息肉。

过渡期中，结肠镜已经由培训过的护士在英国广泛开展（各自独立的）。随着需求的增长和结肠镜操作补偿金的降低，这将会发

生在美国和其他地方。当然，受过高阶训练的内镜医师仍然需要来完成复杂的病例。

高阶治疗学、合作和多学科协作

　　20世纪七八十年代，当主要的治疗方法被提出和推广以后，内镜医师接手了很大一部分原属于外科医师的消化系统疾病的"势力范围"。从那时起，技术不断完善，但新的前沿也在不断被开拓。内镜下黏膜切除术（EMR）已经变成主流，并且先行者们正研究得更加深入。黏膜下进行操作可以切除肿瘤性病变，并且可以用经口内镜下肌切开术（POEM）来治疗贲门失弛缓症。上一个十年里，内镜领域开始探索一个全新的前沿——腹腔。很多经自然孔道内镜手术（NOTES）已在动物身上开展，一部分还推广到了人体。这要归功于内镜和外科方面的领导者们，他们在符合伦理的基础上通过合作取得了这些非凡的进步。必须有高阶的内镜医师和腹腔镜外科医师专业的个人技能才能实现这些成绩。

　　不言自明，肥胖症是一个重要的、不断加重的世界性问题。腹腔镜胃绕道手术正变得流行，尤其是在西方国家。经口模拟外科手术的研究取得了很大进展，可以很安全地说，这一领域在未来将是内镜医师多产的领域。

　　传统上对外科和内科的区分在一些著名的教育机构和发达国家更加明显，这种区分在中世纪是可以理解的，但现在已经过时了，且毫无用处。我们相信内镜只是消化疾病专家的一种工具，而不能自己成为一个专业，这也促成了1980年英国消化内镜学会和胃肠病学会的合并。在美国，有很多与内镜相关的组织（AGA、ASGE、ACG、SAGES和SGNA，还有其他），并且轻微掩盖的敌视与偏见存在于很多其他国家之中。尽管有时会尝试一起合作解决关键的问题，但这种碎片化削减了效率、权威和影响，有时是在很重要的领域，如培训和操作标准方面。相互补充和多学科的合作应变成常态。

质量和教育

　　近期对内镜质量的关注将会持续下去，这是被患者的授权、对效率的渴望和对结果付费而不是对操作付费所驱动的。渴望有一天内镜都是由正规培训过的医师来操作，并且所有结果的数据都能被公众获取，这在现在看是否显得有点奢望？我们中有一个人反复呼吁在美国（没有获得明显的影响），内镜医师应该有资格证，至少对于高阶操作应该有资格证，如ERCP。从这个方面讲，为了筛选内镜医师而在英国进行的"资格考试"是一个很好的先例。"培训那些培训者"课程现在风行世界，这能够帮助保证从一开始就培养一些好的习惯，取代或补充传统的盲目学徒制到（预期的）专家的模式。

　　完全仿真和有效的计算机模拟这一希望目前已被证实没有结果。这主要是由于它需要极快的处理速度来复制可弯曲的内镜与动态变化的肠道之间的相互作用，而这一切因为有限的教学经费不得不控制在很低的成本内。幸运的是，多用户视频游戏项目在处理速度和高质量的计算机绘图方面正在取得了不起的进步，因此我们保持乐观。

　　衰老的一个结果就是需要更多的个人医疗干预。我们相信将来任何一个给我们提供内镜服务的人都是熟练掌握该项技术的人（也希望这本小书可以帮助这一进程的实现）。

Peter Cotton 和 *Christopher Williams*

索 引

B

贲门失弛缓症 45

C

肠内营养 56

肠扭转 145

肠套叠 145

持镜方法 26

D

电外科系统 10

E

恶性肿瘤 38

G

感染控制 12

H

横结肠 104

回肠 112

回盲瓣 111

J

急性出血 51

监护 22

降结肠 100

结肠肝曲 109

结肠镜 62

结肠憩室病 98

进镜 27

静脉曲张 37

K

孔道堵塞 11

L

良性食管狭窄 43

M

盲肠 111

盲入法 28

糜烂和溃疡 37

迷失方向 35

N

内镜 5

内镜附件 9

P

脾曲 100

Q

清洗与消毒 12

球囊扩张 144

R

乳糜泻 38

软性乙状结肠镜 62

S

设备保养 11

十二指肠溃疡 38

食管癌 36,46

食管炎 36

食管运动功能障碍 37

受检者体位　26

术中结肠镜检查　121

T

退镜　35

W

胃和十二指肠息肉和肿瘤　48

胃和十二指肠狭窄　48

胃皱襞　37

无蒂息肉　135

X

消化内镜中心　1

小儿结肠镜　120

Y

样本采集　38

乙状结肠镜　86

异物　49

Z

造瘘　120

镇静　22

直视进镜　27

置管　145

治疗前准备　19

其他

Barrett 食管　36

Mallory–Weiss 撕裂　37